연구윤리에 관한 100가지 질문 및 답변

연구윤리에 관한 100가지 질문 및 답변
100 Questions (and Answers) About Research Ethics

2022년 10월 20일 1판 1쇄 인쇄
2022년 10월 25일 1판 1쇄 발행

지은이 | Emily E. Anderson, Amy Corneli
옮긴이 | 유수정
펴낸이 | 김진환
펴낸곳 | 학지사메디컬
04031 서울특별시 마포구 양화로 15길 20 마인드월드빌딩
대표전화_ 02-330-5188 팩스_ 02-326-0338
등 록 | 2010년 2월 8일 제313-2010-36호
메 일 | hakjisamd@hakjisamd.co.kr
홈페이지 | http://www.hakjisamd.co.kr

ISBN 978-89-6069-183-4 93510

가 격 | 27,000원

KAIRB 연구윤리총서 03

연구윤리에 관한 100가지 질문 및 답변

100 Questions (and Answers) About Research Ethics

Emily E. Anderson, Amy Corneli 공저

유수정 역

(사)대한기관윤리심의기구협의회 KAIRB Korean Association of Institutional Review Boards Since 2002

학지사메디컬 HAKJISA MEDICAL

저자 소개

Emily E. Anderson(PhD, MPH)은 시카고 로욜라 대학교(Loyola University Chicago) 스트릿치 의과대학(Stritch School of Medicine)의 니즈완거 생명윤리연구소(Neiswanger Institute for Bioethics) 부교수이다. 그녀는 대학원생과 의대생에게 연구윤리, 책임 있는 연구 수행, 경험적 생명윤리 연구과정을 가르치고 있다. 그녀의 관심 분야는 특정 집단을 대상으로 하는 연구의 윤리적 문제, 공중보건 및 건강불평등 연구의 윤리적 문제, 연구윤리에 대한 질적 연구 방법의 적용 등을 포함한다. 또한 그녀는 생명윤리학 분야의 학술지에 많은 논문을 게재하고, 전국 규모의 학회에서 발표하고 있으며, 여러 편집 직책을 맡고 있다. 그녀는 10년 이상 6개의 IRB에서 활동한 경험이 있다.

Amy Corneli(PhD, MPH)는 듀크 대학교(Duke University) 의과대학 인구보건과학부(Department of Population Health Sciences) 부교수이다. 또한 그녀는 생명윤리 인문학 트렌트센터(Trent Center for Bioethics, Humanities) 교수이자, 듀크 임상연구소(Duke Clinical Research Institute) 교수이기도 하다. 사회과학자인 그녀는 사하라 이남 아프리카, 중동, 동남아시아, 북아메리카의 여러 국가에서 주로 생의학 HIV 예방 및 생명윤리 관련 연구를 수행해왔다. 그녀가 수행하는 생명윤리연구는 충분한 정보에 의한 동의의 이해를 개선하고, 동의 양식을 간략하게 하기 위한 혁신적인 방법, 충분한 정보에 의한 찬성의 수용성, 연구윤리위원회(research ethics committees)의 기능에 중점을 두어왔다. 코넬리 박사는 사하라 이남 아프리카에서 IRB 역량 강화 활동에 참여했으며, 생명윤리학 분야 학술지의 부편집장으로 활동하고 있다.

감사의 말

SAGE 출판사와 저자들은 아래 검토자들의 의견에 감사한다.

Wayne A. Babchuk, University of Nebraska–Lincoln

Marilyn Bruin, University of Minnesota

Elizabeth Buchanan, University of Wisconsin–Stout

Robert L. Dahlgren, SUNY Fredonia

Todd M. Freeberg, The University of Tennessee–Knoxville

Debra Osnowitz, Clark University

Dena Plemmons, University of California, Riverside

Kenneth A. Richman, MCPHS University

Artineh Samkian, University of Southern California

Carla J. Thompson, University of West Florida

역자 소개

유수정 동아대학교 부설 인문사회의학연구소 학술연구교수

이화여자대학교 생명윤리정책협동과정 성명윤리학박사

역자 서문

2012년 「생명윤리법 및 안전에 관한 법률」(이하 '생명윤리법'이라 한다)이 전부 개정되어 2013년부터 시행되면서 당시 배아, 유전자 등에 관한 생명과학기술 분야에 한정되어 있던 생명윤리정책의 영역이 인간 및 인체유래물에 관한 연구로 확대되었다. 이에 따라 인간대상연구를 수행하는 자(이하 '인간대상연구자'라 한다)나 인체유래물연구를 수행하는 자(이하 '인체유래물연구자'라 한다)가 소속된 교육 · 연구 기관 또는 병원 등에도 기관생명윤리위원회를 설치 · 등록하게 되었으며, 인간대상연구자와 인체유래물연구자는 연구를 하기 전에 연구계획서에 대해 기관생명윤리위원회의 심의를 받아야 한다.

그러나 생명윤리법은 법률이기 때문에 기관생명윤리위원회의 설치 및 심의에 대한 규정만을 정하고 있을 뿐 (법률로 정한) 기관생명윤리위원회의 업무인 연구계획에 대한 심의, 해당 기관에서 수행 중인 연구의 진행과정 및 결과에 대한 조사 · 감독, 해당 기관의 연구자 및 종사자 대상 교육, 취약한 연구대상자등의 보호대책 수립, 연구자를 위한 윤리지침을 마련하기 위해 실질적으로 필요한 가이드라인 성격의 지침을 담아내는 데는 한계가 있다. 또한 생명윤리법의 법률 규정상 표현이 불분명하거나 모호한 부분들로 인하여 이를 인간대상연구자나 기관생명윤리위원회 위원이 이해하고 적용하는 데 어려움을 겪고 있으므로 해석을 통한 구체화가 필요한 부분들이 존재한다.

이에 많은 기관생명윤리위원회가 운영에 있어 어려움을 호소하고 있으며, 특히 사회행동과학연구를 주로 심의하는 대학 기관생명윤리위원회의 경우, 학문 분야별로 다양한 연구주제와 어떤 연구대상자를 어떻게 모집하여 어떻게 동의를 획득할 것인지, 그들을 대상으로 어떤 연구방법을 사용하며 수집한 연구 데이터를 어떻게 분석할 것인지에 따라 연구계획 및 심의 시에 고려해야 할 사항이 달라질 수 있다. 또한 일반적인 연구윤리원칙이나 지침을 그대로 적용하는 것이 오히려 적절하지 않은 연구들도 있기 때문에 사회행동과학 분야의 인간대상연구자와 기관생명윤리위원회 위원, 행정간사를 포함한 관계자들에게 연구계획 및 심의 시에 실질적으로 도움이 되는 자료가 필요한 실정이다.

「연구윤리에 관한 100가지 질문 및 답변」은 인간을 대상으로 하는 사회행동과학연구의 일반적인 윤리규칙에 관한 100가지 질문과 이에 대한 답변을 제공하는 것을 목표로 하는 책으로, 사회행동과학연구에서 발생할 수 있는 특정 윤리적 문제들을 다룬다. 이 책은 총 10장으로 구성되어 있으며, 각 장별로 사회행동과학연구에 초점을 둔 질문과 답변이 제시되어 있다. 특히 이 책에서는 수감자, 임신부, 아동뿐만 아니라 외상사건을 경험한 사람, 인지장애로 인해 의사결정능력이 부족할 수 있는 성인, 연구자가 가르치는 학생을 대상으로 연구를 수행할 때 어떤 윤리적 문제를 고려해야 하는지, 포커스 그룹 인터뷰(focus group interview)를 수행하거나 연구대상자를 관찰할 때 어떤 윤리적 문제를 고려해야 하는지, 연구자가 다른 국가에서 연구를 수행할 때 어떤 윤리지침과 규정을 고려해야 하는지 그리고 온라인을 통해 연구를 수행할 때에는 어떤 윤리적 문제를 고려해야 하는지 등과 같이 실제 사회행동과학연구에서 많이 수행하는 연구대상 집단과 연구방법 그리고 인간대상연구자와 기관생명윤리위원회 위원들이 궁금해하는 질문들에 대해 어떤 고려가 필요한지를 구체적으로 설명하고 있다는 점에서 특히 실무에 도움이 될 수 있을 것이다.

그럼에도 불구하고 「연구윤리에 관한 100가지 질문 및 답변」은 미국의 45CFR46을 바탕으로 미국의 연구환경에 기반하여 질문에 대한 답변을 제시하고 있기 때문에 국내 생명윤리법이나 연구환경과 상이한 부분도 다수 발견된다. 이에 국내 법률과 다른 부분이나 국내 관련 법에 대한 설명은 각주로 추가하였다. 또한 번역어에 있어 저자들이 연구대상자(human subject)보다는 연구참여자(research participant)라는 용어를 선호한다고 본문에서 밝힘에 따라 'human subject'는 '연구대상자', 'research participant'는 '연구참여자'로 구분하여 번역하였으며, 미국에서 사용하는 용어인 'Institutional Review Board'는 약칭인 'IRB'로 번역하였다. 그 외 번역어 중에서 부연 설명이 필요한 경우에도 설명은 각주로 추가하였다.

이 번역서는 대한기관윤리심의기구협의회(Korean Association of Institutional Review Board, 이하 'KAIRB'라 한다)의 지원을 받았다.

「KAIRB 연구윤리총서시리즈」의 발간을 허락해주신 KAIRB의 정종우 회장님 외 출판위원회 위원님들과 실무를 담당한 KAIRB 사무국 김선향 국장님께 감사드린다. 특히 학문을 대하는 자세뿐만 아니라 어떻게 삶을 살아가야 할 것인지를 고민할 때마다 큰 가르침을 주시는 이화여대 최경석 교수님과 처음 이 책의 번역을 제안해주시고 초고를 읽고 번역어에 대한 깊이 있는 의견을 주신 권복규 교수님, 초벌 번역본을 읽고 한 문장, 한 문장 꼼꼼히 수정의견을 정리해주신 이화여대 김은애 교수님과 국가생명윤리정책원 최슬비 선생님, 학지사메디컬 편집부의 김효정 선생님께도 감사드린다. 그리고 사랑과 관심으로 키워주시고 항상 큰 힘이 되어주시는 부모님의 은혜에 진심으로 감사드린다.

끝으로 본 번역서가 국내 사회행동과학 분야의 인간대상연구자와 대학기관생명윤리위원회 위원 및 행정간사 등 관계자에게 조금이나마 도움이 되기를 바란다.

2022년 10월

유수정

서문

사회행동과학 분야의 연구자는 연구를 수행할 때 인정되는 윤리적 표준과 연방연구규정을 준수해야만 한다. 그러나 일부 연구에서는 적절한 조치를 결정할 때 종종 어려움을 느낀다. 그 이유는 표준지침, 규정, 그 밖에 유형의 지침들이 초기에는 의학연구를 모델로 개발되었기 때문이다. 예를 들어, 문화기술적 연구(ethnographic study), 종단적 행동조사(longitudinal behavioral survey) 또는 행동 중재 연구에서 위에서 언급한 지침들이 의미하는 바를 해석하는 것은 항상 간단하지만은 않다. 지침은 일반적이지만 개별 연구의 연구질문, 접근방법, 방법론, 연구대상 집단, 연구팀의 조합은 독특하다. 또한 많은 대학원 프로그램은 연구윤리와 관련된 강의를 제공하기에 충분한 자원을 가지고 있지 않기 때문에 학생들이 실제 상황에서 윤리적 의사결정을 하는 데 필요한 추론을 배울 기회가 거의 없다. 종종 사회행동과학연구를 개발하고 수행할 때, 윤리적 표준을 어떻게 적용할 것인가에 대해서는 연구자들 간에도 해결해야 할 문제로 남아있다.

「연구윤리에 관한 100가지 질문 및 답변」은 인간을 대상으로 하는 연구(이하 '인간대상연구'라 한다)를 지도하는 윤리지침과 규정에 대한 필수 질문을 식별하고, 이에 대한 답변을 제공하는 동시에 위에서 언급한 표준이 사회행동과학연구에 어떻게 적용되는지에 초점을 두고 있다. 이에 「연구윤리에 관한 100가지 질문 및 답변」은 다양한 학부 및 대학원 연구방법론 수업의 부교재로 사용될 수 있다. 또한 논문 및 논문계획서를 개발하는 학생, 연구를 설계하는 교수진 그리고 사회행동과학연구를 심의하는 IRB (institutional review board) 위원에게도 유용한 자원이 될 것이다.

100가지 질문은 아래와 같이 10개 부분으로 나뉜다.

- 제1장: 인간대상연구 윤리의 이해
- 제2장: 연구의 위험 및 이득 평가
- 제3장: 사생활 보호 및 비밀보장
- 제4장: 취약한 인구집단 보호
- 제5장: 충분한 정보에 의한 동의 획득
- 제6장: 윤리적 연구 설계
- 제7장: 온라인 연구에서 윤리적 쟁점 다루기
- 제8장: IRB 심의 절차 처리
- 제9장: 데이터 사용의 윤리적 책무 이해
- 제10장: 연구 수행 중 발생하는 윤리적 쟁점 처리

이 책은 전체적으로 참고하거나 어떤 문제가 발생할 때 특정 질문을 참고할 수 있다. 각 질문은 개별적으로 작성되어 있지만, 연구가 일차원적인 과정이 아니기 때문에 중복되는 부분도 많다. 저자들의 의도는 이 책이 유용한 자원이 되는 것이지만, 이 짧은 책에서 모든 것을 다룰 수는 없다. 따라서 저자들은 각 개별 질문의 끝에 관련 질문 목록을 제공하고, 각 장의 끝부분에 참고문헌을 제공한다.

서문

이 짧은 책에서 다루지 않은 것에 대한 몇 가지 참고사항이 있다. 이 책에서 저자들은 인간대상연구의 기본 원칙을 뒷받침하는 철학적이고 윤리적인 이론의 풍부함을 탐구할 충분한 공간이 없었다. 또한 이 책에서 저자들은 표절, 데이터 위조나 저자됨(authorship)과 같은 연구진실성과 연구부정행위와 관련된 주제도 다루지 않는다. 저자들은 인간대상연구를 수행하는 윤리에 중점을 두었다.

2017년 1월 19일 목요일, 미국 연방연구규정[연구대상자 보호를 위한 연방 정책(Federal Policy for the Protection of Human Subjects), 최종 커먼룰(Common Rule), Part 46, Subpart A, 연구대상자 보호]에 대한 개정이 연방 관보(federal register; Vol. 82, No.12)에 게시되었다.[1]

최종 버전은 이 책이 출판된 직후인 2018년 1월 19일, 45CFR46, Subpart A에 성문화될 것이다. 저자들은 책 전반에 걸쳐 새로운 연방연구규정을 참조했지만, 최종 규정이 발표되기 전에 책을 집필했기 때문에 연방연구규정의 Subpart A를 참조할 때 연방 관보의 정보를 사용했다. 커먼룰이 2017년 1월에 개정되었고, 2018년 1월부터 시행되었기 때문에 연구자와 IRB가 이러한 개정사항을 해석하고 적용하는 데 도움을 주기 위해 미국 보건부 산하 인간연구보호국(Office for Human Research Protections,

1) https://www.federalregister.gov/documents/2017/01/19/2017- 01058/federal-policy-for-the-protection-of-human-subjects

https://www.hhs.gov/ohrp/)에서 구체적인 지침이 계속 나올 것이다.

저자들은 종종 연구에 대한 연방규정(45CFR46, Common Rule)을 참조하지만, 다른 기관에서 추가 정책이 있을 수 있고 다른 분야에서도 실무에 대한 추가적인 표준이 있다는 것을 강조하고 싶다. 또한 저자들은 규정을 준수하는 것이 윤리적인 연구를 위한 최소한이라는 것도 강조하고 싶다. 저자들은 이 책에서 제공하는 지침이 연구자가 자신의 접근방식에 대해 사려 깊게 행동하도록 장려하고, 연구참여자를 해로부터 보호할 뿐만 아니라 그들을 최대한 존중하고 배려하기 위해 노력하는 데 도움이 되기를 바란다.

목차

CHAPTER 1

인간대상연구 윤리의 이해
Understanding Ethics in Research With Human Participants

Q & A

CHAPTER 2

연구의 위험 및 이득 평가

Assessing Research Risks and Benefits

목차

CHAPTER 3

사생활 보호 및 비밀보장
Protecting Privacy and Confidentiality

CHAPTER 4

취약한 인구집단 보호
Protecting Vulnerable Populations

목차

CHAPTER 5

충분한 정보에 의한 동의 획득
Obtaining Informed Consent

목차

CHAPTER 6

윤리적 연구 설계
Designing Ethical Research

CHAPTER 7

온라인 연구에서 윤리적 쟁점 다루기
Addressing Ethical Issues in Online Research

목차

CHAPTER 8

IRB 심의 절차 처리

Negotiating The IRB Review Process

CHAPTER 9

데이터 사용의 윤리적 책무 이해
Understanding Ethical Responsibilities of Data Use

목차

CHAPTER 10

연구 수행 중 발생하는 윤리적 쟁점 처리
Handling Ethical Issues That Arise During Research Implementation

CHAPTER 1

인간대상연구 윤리의 이해

Understanding Ethics in Research With Human Participants

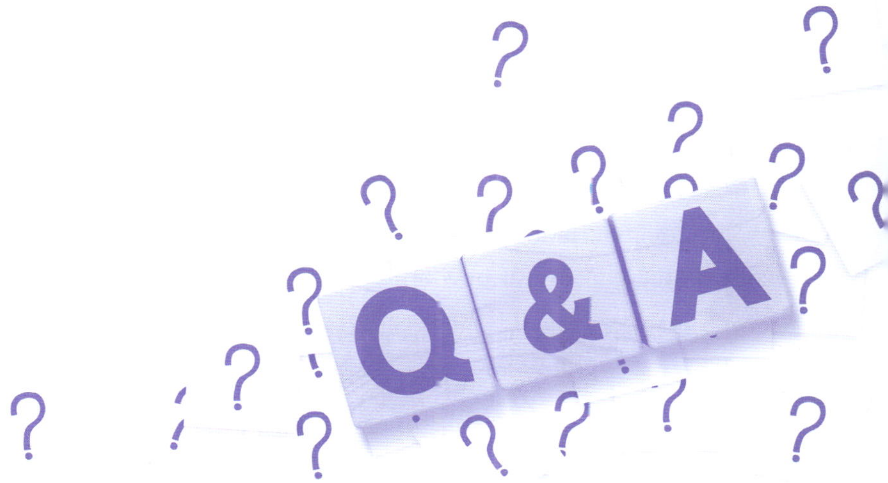

질문

1

What is ethics, and
how does it apply to research with human participants?

윤리란 무엇이며
윤리가 인간대상연구에 어떻게 적용되는가?

‘윤리’란 무엇을 해야 하는지(또는 하지 말아야 하는지)에 대한 연구를 의미한다. 또한 이 용어는 좋은(good) 행동이나 옳은(right) 행동에 대한 질문에 관한 지침의 집합체를 설명한다. 윤리적 의사결정은 어떤 윤리적 차원의 문제에 대한 선택지를 식별, 평가, 선택하는 과정이다. 어떤 종류의 문제가 윤리적 차원의 문제인가? 이러한 문제는 인간에게 영향을 미치며, 또 미칠 수 있는 것들이다.

인간 존재자(human beings)와 인간 행동에 대한 연구나 과학적 연구는 공식적인 규칙이나 연구윤리강령이 종이에 기록되기 수 세기 전부터 시작되었다. 고대부터 철학자와 종교학자는 인간이 서로를 어떻게 대해야 하는지에 대한 명확한 원칙을 제시해왔다. 논쟁의 여지가 있긴 하지만, 인간을 어떻게 대우할 것인지에 대한 상당한 합의가 있으며, 아마도 황금률(Golden Rule)에 의해 가장 잘 입증될 것이다. “다른 사람이 너에게 해주기를 바라는 것처럼 너도 다른 사람에게 그렇게 하라.” 유대 기독교 전통에 뿌리를 둔 이 ‘공통도덕(common morality)’은 미국의 연구 관련 연방규정(이하 ‘연방연구규정’이라 한다)뿐만 아니라 미국 심리학회(American Psychological Association)와 같은 전문 학회에서 개발한 연구윤리강령의 토대가 된다. 연구윤리강령과 규정은 세 가지 핵심원칙(인간존중, 선행, 정의)에 따라 연구 맥락에 대한 공통도덕을 해석하고 적용한다. 이 책의 나머지 부분에 걸쳐 이러한 세 가지 핵심원칙에 대해 자세히 설명할 것이다.

연구윤리는 응용윤리(applied ethics)의 한 형태이다. 즉, 연구라는 특정 맥락에서 무엇을 해야 하는지에 대한 연구이자 규칙이다. 지난 50년 동안 연구윤리는 연구, 특히 인간을 대상으로 하는 연구(이하 '인간대상연구'라 한다)[2]를 수행하는 과학자에게 최선의 행동방침을 결정하기 위한 하나의 전문적인 연구 분야로 발전해왔다. 이러한 학문적 분석은 인간대상연구가 더욱 전문화되고 복잡해지고 다학제적이게 됨에 따라 필수적인 것이 되었다. 연구윤리에 대한 연구는 연구자의 행동을 안내해야 하는 제한과 특정 맥락 내에서 연구에 참여하는 사람(이하 '연구참여자'라 한다)[3]을 가장 잘 보호하는 관행과 절차를 포함하여 연구자가 지켜야 할 표준을 식별하는데 전념한다. 이러한 제한, 관행, 절차는 연방연구규정, 직업윤리강령, 기관 정책, 백서, 정부 보고서, 비정부기관 보고서, 연구윤리 학문과 같은 다양한 형태의 지침에 명시되어 있다. 이 책은 인간을 대상으로 하는 사회행동과학연구의 일반적인 윤리규칙에 관한 100가지 질문과 답변을 설명하는 것을 목표로 한다.

추가 질문? 2, 5 그리고 10 질문 참조

---

2) 「생명윤리 및 안전에 관한 법률」의 정의에 따르면 인간대상연구란 "사람을 대상으로 물리적으로 개입하거나 의사소통, 대인 접촉 등의 상호작용을 통하여 수행하는 연구 또는 개인을 식별할 수 있는 정보를 이용하는 연구"를 말한다. 이 책에서는 '인간을 대상으로 하는 연구(human subjects research)' 또는 '인간 참여자를 대상으로 하는 연구(research with human participants)'를 '인간대상연구'로 번역하였다.

3) 「생명윤리 및 안전에 관한 법률」에서는 인간대상연구의 대상이 되는 사람을 "연구대상자"라고 부른다. 이 책에서는 동일한 의미로 연구참여자(research participants, human participants)라는 용어를 사용하고 있다.

질문 2

What is ethics justification for conducting research with human participants?

인간대상연구를 수행하기 위한 윤리적 정당성은 무엇인가?

수 세기 전부터 인간대상연구가 시작되었지만, 인간을 연구에 포함시키는 것에 대해 가장 잘 알려져 있고 가장 자주 인용되는 윤리적 정당성은 1969년 한스 요나스(Hans Jonas)[4]가 발표한 "인간을 대상으로 한 실험에 대한 철학적 성찰(Philosophical Reflections on Experimenting With Human Subjects)"이라는 제목의 논문에서 처음으로 완전한 형태로 설명되었다. 요나스가 설명했듯이, 인간은 우리 자신과 우리의 환경에 대해 더 많이 알고자 하는 타고난 호기심을 갖고 있다. 이러한 욕망은 우리로 하여금 지식을 얻기 위해서뿐만 아니라 인간이 처한 상황과 우리의 세상을 개선하고자 하는 궁극적인 목표를 가지고, 관찰과 실험적 기술을 통해 연구를 수행하도록 이끈다. 사회적 차원에서 우리는 우리 자신에 대해 더 많이 알기 위해 인간대상연구를 해야 한다. 그리고 인간이 처한 상황을 개선하기 위해 인간이 어떻게 행동하고 상호작용을 하는지에 대해 더 많이 아는 것이 필요하다. 따라서 연구에 인간을 포함시키는 것은 공동선(common good)이나 집단적 선(collective good)에 대한 잠재력에 의해 정당화된다. 그러나 모든 연구에는 두 가지 중요한 목표 간의 균형이 필요하다. 여기서 두 가지 중요한 목표는 착취와 해로부터 연구참여자를 보호하는 것과 연구의 직 · 간접적인 이득에 대한 동등한 접근을 제공하

4) 한스 요나스는 독일태생 유대인 철학자이다.

는 것이다. 이상적으로는 모든 사람이 연구를 통해 얻은 발견으로부터 이득을 얻는 것이다. 인간대상연구는 개인의 안녕(well-being)과 공동선 사이에 긴장을 제기한다. 따라서 연구 관행에 대한 한계(parameters)를 설정해야 한다. 이러한 한계를 설정하고 명확하게 하는 것이 연구윤리학의 초점이며 전문직 윤리강령 및 연방연구규정의 목표이다.

추가 질문? 3, 8 그리고 10 질문 참조

질문

3

What broad ethical principles apply to research with human participants?

인간대상연구에 적용되는 광범위한 윤리원칙은 무엇인가?

대부분의 전문직 연구윤리강령뿐만 아니라 연방연구규정을 뒷받침하는 윤리적 틀(framework)은 어떤 하나의 윤리이론이나 접근방법에 우선성을 부여하지 않고, 오히려 일련의 전반적인 원칙(인간존중, 선행, 정의)임을 분명히 한다. 이러한 원칙은 미국의 핵심 연구윤리 문서인 벨몬트 보고서(Belmont Report, 1979)에 요약되어 있다. 인간존중의 원칙은 개인이 자신에게 일어나는 일을 통제하는 것을 요구한다. 선행의 원칙은 연구가 좋음(good)을 촉진하고, 해(harm)를 피하는 것이다. 정의의 원칙은 연구참여자를 선정할 때 공정성(fairness)을 요구한다. 또한 정의는 연구의 이득과 부담을 공평하게 분배하여 어느 하나의 집단이 부당하게 연구의 부담을 지거나 연구의 이득을 얻지 않도록 하는 것이다.

이러한 세 가지 원칙은 모든 인간대상연구에서 균형을 이루어야만 한다. 예를 들어, 잠재적인 이득을 얻기 위해 때때로 위험을 감수해야만 한다. 그러나 특정 상황에서 원칙에 대한 적절한 비중 주기(weighting)와 관련한 엄격한 규칙은 없다. 이성적인 사람들은 그들이 인간존중을 우선시할 것인지 아니면 선행을 우선시할 것인지에 따라 특정 연구의 위험과 이득을 가장 잘 평가하는 방법에 대한 의견불일치가 있을 수 있다. 이것이 벨몬트 보고서에서 제시한 연구윤리 틀의 강점이자 약점이다.

추가 질문? 4, 7 그리고 10 질문 참조

질문 4

What ethical guidance and regulations inform research with human participants, and what, if anything, has changed over time?

인간대상연구에 대해 어떤 윤리지침과 규정이 있으며, 시간이 지나면서 변경된 사항은 무엇인가?

수 세기 동안 연구와 연구자의 행동은 법률에 의해 체계적으로 규제되지 않았다. 비록 비공식적인 행동표준이 특정 분야에서 존재하긴 했지만, 아주 최근까지도 윤리적 · 과학적 행동을 지도하고 모니터링을 시행하거나, 우리가 현재 비윤리적이라고 여기는 행동에 가담한 사람을 처벌하기 위한 규범적인 규정이나 공식적인 메커니즘(mechanisms)은 없었다. 20세기 초, 주로 의학 연구자를 대상으로 하는 최초의 전문직 윤리강령은 연구참여자에게 끼친 심각한 해가 발견되고, 이에 대한 대중의 분노에 대응하여 작성되었다. 여기에는 나치 의사들이 강제수용소에서 수감자에게 해로운 실험을 자행한 혐의로 법정에서 재판을 받은 후 1947년에 작성된 뉘른베르크 강령(Nuremberg Code)이 포함된다. 1964년 세계의사회(World Medical Association)에서 처음 발표한 헬싱키 선언(Declaration of Helsinki, 개정 2013)은 뉘른베르크 강령에서 명시된 원칙을 확장하고, 이러한 원칙을 연구를 수행하는 의사의 책임과 연결시켰다. 비록 이 문서가 작성되었을 당시에 이 강령은 인간대상연구에 대한 기본적이고 합의된 관행을 반영한 것이었지만, 그것을 시행할 수는 없었다.

궁극적으로 연구참여자를 무례하고 부당하게 취급한 사례가 더 많이 알려지면서 미국 대중은 연방정부가 개입하여 조치를 취할 것을 요구했다. 1974년 미국의 닉슨(Nixon) 대통령은 '생명의학 및 행동연구의 연구대상자 보호를 위한 국가위원회(National Commission for the Protection of Human Subjects of Biomedical and Behavioral Research)'를 설립했다. 이것은 앨라배마주 터스

키기(Alabama Tuskegee)에서 정부가 자금을 지원하여 이루어진 연구에 관한 전국적인 뉴스 기사에 대한 대응이었다. 매독에 걸린 수백 명의 흑인 남성이 수십 년 동안 추적관찰되었고 저렴하고 효과적인 약물을 이용할 수 있었음에도 불구하고, 그들은 자신이 매독에 걸렸다는 말도 듣지 못했으며 치료도 받지 못했다. 1979년 국가위원회는 벨몬트 보고서를 발표했는데, 이 보고서는 인간존중, 선행, 정의라는 윤리적 연구의 세 가지 기본원칙을 자세히 설명하고 있다.

현재 미국 정부가 자금을 지원하는 모든 연구는 이러한 원칙에 따라 이후에 제정된 연방규정을 준수해야만 한다. 이러한 규정은 미국 정부에서 발표한 모든 규칙과 규정을 담고 있는 연방규정(Code of Federal Regulations, CFR)에 공표되어 있다. CFR의 50 섹션[이하 '장(titles)'이라 한다] 중 일부 섹션은 Title 45 Public Welfare, Part 46 연구대상자의 보호[미국 보건부(Department of Health and Human Services, DHHS)]와 같이 인간대상연구의 수행과 관련된 하위 세부항목이 포함되어 있다. 미국 정부가 의무화하고 있지 않은데도 일부 학계 및 기타 연구기관은 자금 출처 여부와 관계없이 기관의 종사자와 학생이 수행하는 모든 연구에 이 규칙을 확대 적용한다.

연방규정은 정기적으로 검토되고 개정되어왔다. 2017년 1월, 인간대상연구의 감독을 담당하는 미국 보건부 산하 인간연구보호국(Office for Human Research Protections, OHRP)에 의해 45CFR46 개정안이 발표되었다.[5] 45CFR46에서는 '연구'와 '연구대상자'를 정의한다. 또한 여기에서는 연구참여자가 연구 참여에 대해 충분한 정보에 의한 결정을 할 수 있도록 연구참여자에게 연구에 대해 알려야만 하는 정보, IRB의 구성, 기능 및 등록과 같이 인간대상연구에 대한 윤리적 기준을 설명한다.

추가 질문? 3, 8 그리고 9 질문 참조

5) http://www.hhs.gov/ohrp/

질문 5

What is the relationship between ethics and compliance?

윤리와 규칙 준수의 관계는 무엇인가?

윤리는 주어진 상황에서 가능한 선택지의 범위에 대한 사려 깊은 고려를 필요로 한다. 또한 연구자에게 윤리는 연구참여자와 그들의 지역사회의 안전과 안녕을 최우선으로 두고, 연구 활동에서 이득을 극대화하고 해를 최소화하기 위해 항상 노력하는 전문적인 헌신(commitment)을 요구한다. 윤리적이거나 윤리적으로 (좋은) 결정을 내리는 것은 연구참여자, 연구자 그리고 연구의 미래 수혜자로서의 일반 대중을 포함하여, 영향을 받는 모든 이해관계자의 관점과 잠재적인 결과를 고려하는 것이다. 윤리적인 연구자는 연구에 참여하는 모든 사람에게 유익한 결정을 해야 하지만, 무엇보다도 연구참여자에게 좋은 결정을 내리는 것을 목표로 해야 한다.

준수는 규칙을 따르는 것을 의미한다. 연구자로서 규칙을 알고 준수하는 것이 필요하지만 이것만으로 충분하지는 않다. 연구에서 무엇이 옳고 그른지를 결정할 때 규칙 준수와 윤리는 밀접한 관련이 있다. 이 책 전반에 걸쳐 논의하겠지만, 연구자의 행동에 대한 규칙이 있으며 그러한 규칙 중 심지어 일부는 법적 효력을 갖고 있기도 하다. 그러나 그 규칙을 적용하는 방법은 모든 구체적인 상황에서 명확하지 않을 수 있다. 따라서 연구자는 연방연구규정과 전문직 윤리강령이 충분히 구체적이지 않을 때 무엇을 해야 하는지를 결정하는 데 도움이 되는 윤리[윤리원칙, 이론, 틀(frameworks)]에 대해 충분히 잘 이해하고 있어야만 한다.

추가 질문? 1, 3 그리고 7 질문 참조

질문

6

What are the potential consequences of ignoring ethical principles and regulations?

윤리원칙과 규정을 무시하면 어떤 잠재적인 결과가 발생할 수 있는가?

윤리적 기준이 무시될 때 연구참여자와 그들의 지역사회, 연구자, 기관 및 과학적 기록에 미칠 수 있는 잠재적인 결과는 무수히 많다. 연구 규정을 준수하지 않으면 연구참여자가 신체적 · 사회적 · 정신적으로 해를 입을 가능성이 증가할 수 있다(잠재적 해에 대한 자세한 내용은 제2장 참조). 예를 들어, 민감한 연구 데이터의 비밀을 보호하기 위한 지침을 준수하지 않으면, 데이터 유출의 가능성이 높아져 잠재적인 사회적 · 경제적 · 법적 해가 발생할 수 있다.

연구참여자에게 실제로 해가 발생하는지 여부에 관계없이 이를 준수하지 않으면 연구자, 연구 또는 기관에 심각한 결과가 발생할 수 있다. 연구자가 규정을 준수하지 않은 경우, IRB(인간대상연구가 안전하고 윤리적으로 수행되도록 하는 감독기관)에서 연구를 중단시킬 수 있다. 또한 IRB는 연구자에게 이미 수집된 데이터를 파기하고, 분석 및 출판에 사용하지 않을 것을 요구할 수 있다. 이는 연구에 따라 특정 데이터를 다시 수집해야 한다는 것을 의미할 수 있고, 결과적으로 시간 손실과 상당한 자원의 사용으로 이어진다. 이는 또한 연구가 완료되지 못한다는 것을 의미할 수도 있다.

미준수의 심각성에 따라 연구의 규칙을 위반한 연구자는 직장을 잃을 수 있고, 학생의 경우 학위과정을 마치지 못할 수도 있다. 연방연구규정을 준수하지 않아 유죄 판결을 받은 사람은 나중에 연방 연구기금을 신청할 수 있는 자격을 잃을 수 있으며, 심지어 벌금을 내야 하거나 연구기금을 반환해야 할 수도 있다. 드문 경우이지만 연구자가 데이터를 조작한 혐의로 교도소에 복역한 적이 있고, 연구에 참여했던 연구참여자가 제기한 민사소송에서 피고로 지명된 적도 있다. 언론 매체는 종종 연구자가 연구참여자를 학대한 혐의로 고발된 사건을 보도하기도 한다.

연구자가 규칙을 어겼다는 언론 보도는 대중의 신뢰를 잃게 할 수 있다. 이것은 연구를 지원하기 위한 공적 자금의 감소로 이어질 수 있다. 또한 연구자에 대한 대중의 신뢰를 잃게 되면 대중이 연구에 참여하기를 꺼리기 때문에, 연구자가 중요한 연구질문에 답하고 과학과 사회를 개선하는데 필요한 충분한 수의 연구참여자를 모집하기 어려울 수 있다.

추가 질문? 7, 9 그리고 96 질문 참조

질문 7

What kinds of research are considered unethical, and what are some examples of serious ethical lapses in social and behavioral sciences research?

어떤 종류의 연구가 비윤리적인 것으로 간주되며, 사회행동과학연구에서 심각한 윤리적 과실의 예는 무엇인가?

광범위한 수준에서 아래와 같은 경우 연구자는 비판받을 수 있고, 그들의 연구가 비윤리적인 것으로 간주될 수도 있다.

- 연구를 시작하기 전에 연구계획/연구계획서에 대한 IRB의 승인을 받지 않은 경우
- 충분한 정보에 의한 동의를 획득하기 위한 지침을 적절하게 따르지 않은 경우
- 동의가 필요한 경우임에도 불구하고 사람들에게 사전에 동의를 받거나 연구에 대한 정보를 제공해주지 않고 연구에 포함시키는 경우
- 연구자가 연구참여자에게 거짓말을 하는 경우[정당한 속임수(deception)와 적절한 디브리핑(debriefing)[6] 절차를 포함하여 IRB의 승인을 받은 연구는 제외]
- 연구참여자의 의지에 반하여 연구에 참여하도록 강요한 경우
- 연구자가 개인적인 상황으로 인해 참여를 거부하기 어려울 수 있는 사람을 대상으로 연구하는 경우

---

6) 디브리핑(debriefing)은 어떤 일이 다 끝난 뒤에 그 일에 대해 알려주는 것을 말한다. 연구를 위해 속임을 사용한 경우에는 연구대상자가 연구 절차를 모두 마친 다음 연구자가 연구대상자에게 속임이 사용되었다는 점과 그럴 수밖에 없었던 이유를 비롯하여 원래 연구의 목적, 연구대상자가 자신의 데이터가 분석에 사용되지 않도록 할 수 있다는 점 등에 대한 설명을 해주고, 사실상 연구대상자가 연구 참여 여부를 최종적으로 결정을 내릴 수 있도록 해주어야 한다.

- 연구참여자를 불합리하거나 불필요한 위험에 노출시키는 경우
- 연구자가 IRB로부터 승인받은 연구계획서를 따르지 않은 경우
- 연구자가 연구자 자신이 원하는 결과를 도출하기 위해 연구 데이터를 지어내거나 조작한 경우

연구자의 행동으로 인해 해를 입었다는 명백한 증거가 없거나 연구자의 의도적인 잘못이 없는 것처럼 보이더라도 (위에서 제시한) 연구는 여전히 비윤리적인 것으로 간주될 수 있다. 또한 연구자는 정책과 절차를 완전히 준수하여 연구가 윤리적으로 수행되더라도 연구참여자가 의도하지 않은 해를 입을 수 있다는 사실을 인식하는 것도 중요하다.

사회행동과학 분야의 전문가 집단을 위한 연방연구규정과 윤리강령의 개발은 규정이 존재하기 전에 발생한 심각한 윤리적 과실을 보여준 몇 가지 유명한 사례에 의해 크게 영향받았다. 유명한 사례를 설명하면 아래와 같다.

밀그램 복종 연구 Milgram Obedience Study

1960년대 초, 예일대학교(Yale University)의 심리학자인 스탠리 밀그램(Stanley Milgram)은 학습에 관한 것으로 추정되는 연구에 참여할 사람을 모집했다. 연구참여자들은 다른 방에 있는 사람의 시험 답변을 관리하도록 요청받았다. 만일 다른 방에 있는 사람이 질문에 대해 오답을 말하면 그 사람에게 전기로 충격을 가하라는 지시를 받았다. 오답이 나올 때마다 전기충격의 전압이 증가했다. 전압이 증가함에 따라 전기충격을 받는 다른 방에 있는 사람은 비명을 지르며 전기충격을 중단할 것을 요청했다. 그러나 연구참여자와 함께 방에 있던 연구자는 그 사람에게 계속해서 나머지 질문을 끝까지 하라고 말했다. 연구참여자들은 다른 방에 있는 사람이 연구자와 공모자라는 사실을 몰랐다. 즉, 다른 방에 있는 사람은 고통스러워하는 척을 하도록 연구자가 고용한 사람이었다. 밀그램이 실제로 실험한 것은 연구참여자들이 중단에 대한 호소를 들었을 때에도 연구자에게 계속 복종할 것인지 여부와 그 정도였다. 일부 연구참여자들은 다른 방에 있는 사

람의 호소를 듣고 난 후 실험을 중단했지만, 대부분의 사람들은 실험을 계속했고 (연구자에게) 복종하는 경향을 보였다. 밀그램의 연구는 인간 심리에 대한 우리의 이해에 크게 기여했다. 그러나 이러한 실험은 일부 연구참여자를 화나게 했고, 과학계에서도 불편하고 조작적이며 당혹스러울 뿐만 아니라 심리적으로 해롭다는 비판을 받았다. 더 심각한 것은 밀그램이 연구참여자들에게 적절하게 사실을 말하지 않았다는 것이다. 즉, 그는 속임수에 대한 이유와 그들이 겪게 되는 정신적 고통에 대해 설명하지 않았다.

"공중화장실의 거래" 연구 "Tearoom Trade" Study

1960년대 중반, 세인트루이스(St. Louis)에 있는 워싱턴대학교(Washington University)의 사회학과 대학원생인 로드 험프리스(Laud Humphreys)는 연구자라는 신분을 숨기고, 공중화장실에서 성관계를 갖는 낯선 남성을 위해 망보는 역할을 했다. 이 현상은 당시 "공중화장실의 거래"라고 불렸다. 험프리스는 일반적인 관행인 망보는 역할을 자원하였기에 그 현장을 떠나 차에 타는 남성들을 관찰할 수 있었고, 그 후 그들의 이름과 집 주소를 알기 위해 자동차 번호판 번호를 기록했다. 그는 나중에 몇몇 남성의 집을 방문하여 보건부에서 설문조사를 수행하는 척하면서 그들과 그들의 가족에 대한 인구통계학적 정보를 추가로 수집했다. 일부 사람들은 1975년에 출판된 험프리스의 연구를 칭찬했다. 이 연구는 동성애자를 일탈자라고 몰아가는 지배적인 고정관념을 깨뜨리기 위한 자료를 제공했다. 험프리스가 지켜본 대부분의 남성은 평범한 사회구성원이었으며, 어떤 경우에는 지역사회의 모범적인 역할 모델이었다. 그러나 비록 이 연구로 인해 누군가가 직접적으로 해를 입거나 동성애자라는 사실이 드러났다는 증거는 없지만, 많은 사회학자들은 험프리스의 행동이 사생활에 대한 극단적인 침해라고 비판했다.

스탠퍼드 교도소 연구 Stanford Prison Study

1970년대 초, 심리학자인 필립 짐바르도(Philip Zimbardo)는 교도관과 수감자 간 갈등의 원인을 탐구하는 연구에 참여시키기 위해 스탠퍼드대학교(Stanford University)의 학생을 모집했다. 연구참여자들은 교도관이나 수감자 역할을 배정받았으며, 2주 동안 밤낮 지속되도록 의도된 가짜 교도소 환경에 배치되었다. 며칠 후 교도관과 수감자 역할을 배정받은 많은 연구참여자들이 역할극에 너무 화가 나서 그만하고 싶다는 의사를 밝혔다. 처음에 짐바르도는 연구참여자들이 가짜 교도소 환경을 떠나는 것을 허용하지 않았는데, 이는 인간존중의 원칙을 명백하게 위반한 것이다. 결국 이 연구는 6일만에 중단되었다.

불행하게도 연구의 윤리적 과실과 논란은 단지 역사적인 문제가 아니다. 비윤리적 연구는 계속 발생하고 있다. 최근 논란이 되고 있는 사회행동과학 연구의 몇 가지 예들이 제1장의 참고문헌에 포함되어 있다. 예를 들어, 연구자의 불법 활동에 대한 지식과 참여(Goffman, 2014) 그리고 연구참여자 착취(Good, 1991)에 대한 우려 제기가 있다.

추가 질문? 21, 48 그리고 61 질문 참조

질문 8

How do standard ethical practices for research vary among academic disciplines in the social and behavioral sciences?

연구를 위한 표준적인 윤리 관행은 사회행동과학 분야에 따라 어떻게 다른가?

연방연구규정은 처음에는 의학연구를 위해 공식화되었지만, 사회행동과학 연구에도 적용된다. 그러나 연방연구규정은 사회행동과학 연구자가 사용하는 모든 방법과 접근방식을 구체적으로 다루지는 않는다. 추가적인 지침을 제공하기 위해 미국 심리학회, 미국 사회학회(American Sociological Association) 그리고 미국 인류학회(American Anthropological Association)를 포함한 전문 학회에서 연구를 위한 분야별 윤리강령을 발표했다. 이러한 강령은 각 학회의 웹사이트(website)에서 찾을 수 있으며, 일부는 참고문헌에 나열되어 있다.

특정 분야에서는 다른 연구방법론을 적용하거나 특정 윤리적 고려가 필요할 수 있는 집단을 만나기도 하지만, 일반적으로 사회행동과학이라는 광범위한 범주에 속하는 여러 분야의 전문적인 연구윤리강령 간에는 상당한 합의가 있다. 예를 들어, 속임수는 사회심리학 연구에서 흔히 볼 수 있는 관행이다. 미국 심리학회의 심리학자 윤리원칙과 행동강령은 연구참여자를 속이는 것이 윤리적으로 허용되기 위해 반드시 충족되어야만 하는 조건을 설명하고 있으며, 속임을 당한 연구참여자에게 디브리핑하는 방법에 대한 지침을 제공하고 있다. 교육 환경에서 이루어지는 연구의 경우, 연구자는 미국 교육연구협회(American Educational Research Association)의 윤리강령을 따르는데, 이 강령은 교사가 자신의 학생이나 부하 직원과 함께 연구를 수행할 때 발생하는 고유한 문제를 다룬다.

전문직 윤리강령은 강제력은 없지만, 이는 연구의 윤리적 수행을 위해 필요하다. 특정 분야와 관련된 특정 문제에 대한 전문직 윤리강령의 상세한 검토는 해당 분야별 방법과 접근방법을 사용하는 연구자에게 허용 가능하고 예상되는 행동에 대한 지침을 제공한다.

추가 질문? 4, 33 그리고 61 질문 참조

질문 9

Who is responsible for ensuring research is conducted ethically?

연구가 윤리적으로 수행되도록 보장할 책임은 누구에게 있는가?

연구 수행에 관련된 모든 사람은, 그들이 연구책임자(또는 PI라고 부르기도 한다)든 연구책임자를 위해 일하는 연구조교든 관계없이 연구에 대한 모든 윤리 규칙을 따라야 할 의무가 있다. 그러나 연구 중에 발생하는 일에 대한 일차적인 책임은 연구책임자에게 있다. 논문을 작성하기 위해 연구를 수행하는 학생은 지도교수를 둘 수는 있지만, 연구참여자의 보호에 대한 일차적 책임은 (연구책임자인) 해당 학생에게 있다. 누가 연구비를 지원하고, 누가 연구를 수행하고, IRB에서 요구하는 어떤 특정 형식의 심의가 요구되든지 간에 상관없이, 연구책임자, 연구조교, 학생 조사자 등 연구를 수행하는 사람은 인간존중, 선행, 정의라는 기본원칙을 준수해야 한다.

연방연구규정은 IRB라는 지역심의시스템(system of local review)[7]을 통해 시행된다. IRB는 연구참여자의 안전과 안녕을 보장하기 위해 연구를 심의하는 위원회이다. IRB는 미국에서 이러한 역할을 하는 위원회를 일컫는 이름이다. 국제적으로 이러한 위원회는 연구윤리위원회(research ethics boards, REBs) 또는 위원회라고도 불린다. IRB는 대학과 같이 연구가 수행되는 기관에 설치되어 있다. 대규모 연구기관에는 여러 IRB 패널이 있을 수 있다. IRB 제출 및 심의 절차는 제8장에서 자세히 설명한다.

---

7) 지역심의시스템이란 연구자가 속해 있는 기관에서 심의가 이루어지는 시스템을 말한다.

IRB의 주요 책임은 계획된 연구를 수행하기 전에 심의하는 것이다. 이 심의는 위험과 이득의 적절한 균형, 연구참여자에 대한 위험의 최소화, 특정 집단을 착취하지 않는 공정한 모집 관행, 필요한 경우 유효하고 자발적인 충분한 정보에 의한 동의를 획득하기 위한 적절한 계획을 보장하는 것을 목표로 한다. IRB가 연구를 심의하고 승인할 때까지 연구참여자 모집과 등록, 데이터 수집을 시작할 수 없다.

미국에서 국립과학재단(National Science Foundation)이나 미국 교육부와 같은 연방정부기관이 연구를 수행하거나 지원하는 경우 또는 수집된 데이터가 식품의약국(Food and Drug Administration, FDA)에 제출될 경우, 법률에 따라 IRB 심의가 요구된다. 그러나 학술연구기관은 학생, 교수 그리고 직원이 수행하는 모든 인간대상연구에 대한 자금 출처나 유형에 관계없이 IRB 심의를 받을 것을 요구한다.

연방연구규정과 전문직 강령이 연구의 모든 상황에 대한 특정한 요구사항을 지시하지는 않기 때문에 연구를 수행하는 기관도 자체적인 세부 정책을 개발하고 배포한다. 이러한 자체적인 정책은 연방연구규정과 일치해야만 한다. 그러나 연방연구규정보다 더 엄격한 추가 요구사항이 포함될 수 있으며, 연구자는 연방연구규정과 더불어 기관별 정책을 따라야 한다.

추가 질문? 6, 10 그리고 81 질문 참조

질문 10

When I begin developing my research, what ethical issues should I first consider?

연구 개발을 시작할 때 어떤 윤리적 쟁점을 먼저 고려해야 하는가?

이 책이 사회행동과학연구에서 발생할 수 있는 특정한 윤리적 문제를 다루기 위한 조언을 제공하지만, 어떤 문제가 연구와 관련이 있는지를 어떻게 알 수 있을까? 모든 연구에서 무엇보다도 연구참여자에 대한 존중을 보여야 한다. 동의는 다양한 형태로 획득할 수 있으며, 어떤 경우에는 동의 획득이 필요하지 않을 수도 있지만 연구 참여에 대한 충분한 정보에 의한 동의를 획득함으로써 연구참여자를 존중할 수 있다. 이에 대한 자세한 내용은 제5장에서 설명한다. 연구자는 자신의 연구가 해를 야기하기보다 이득을 더 많이 줄 수 있는 잠재력을 가지고 있다는 것을 확인해야만 한다. 연구는 다양한 위험을 내포하고 있다. 이에 대한 자세한 내용은 제2장에서 다룰 것이다. 연구자는 연구참여자를 선정하는 데 있어 공정성을 보장해야만 한다. 이것은 제6장에서 다룬다. 어디서부터 시작해야 할까? 연구자의 연구주제 영역(topic area), 연구대상 집단, 연구방법 및 데이터 출처(data sources)를 고려해야 한다. 시작하는 데 도움이 되는 몇 가지 질문은 다음과 같다.

연구자가 하고자 하는 연구의 초점이 무엇이며, 어떤 종류의 정보를 수집하고 싶은가? 연구자가 불법적이거나 사회적으로 낙인찍힌 행동에 대해 질문하거나 관찰할 위치에 있는가? 연구자가 사람들이 다른 사람들과 공유하고 싶어 하지 않을 수도 있는 정보를 알고 있는가? 사람들에게 불법적이거나 낙인찍힌 행동에 대해 묻지 않더라도, 그들에게 개인적이고 사적인 것으로 간주되는 정보를 알려달라고 요청하는 경우도 있을 수 있다. 사람들이 개인적이고 사적인 것으로 인식하는 것은 매우 다양하므로 연구참여자의 요구(needs)에 대해서는 가정(assumptions)하지 말아야 한다. 어떤 연구에서든 주제와 관계없이, 연구자는 연구참여자의 개인정보와 데이터에 대한 비밀보장을 위해 모범사례를 따라야만 한다. 자세한 내용은 제3장에서 설명한다.

연구대상 집단은 누구인가? 모집하고자 하는 사람들 중 일부 또는 전체가 인지적 결함, 제한된 영어 실력이나 어린 나이로 인해 연구가 무엇에 관한 것인지나 연구참여자로서의 자신의 권리("아니오"라고 말할 권리를 포함)를 이해하는 데 어려움을 겪을 수 있는가? 어떤 사람들은 불평등한 권력관계로 인해 "아니오"라고 말하는 것을 어려워하지 않는가? 다양한 취약집단을 대상으로 하는 연구의 윤리적 고려사항 및 모범사례에 대한 자세한 내용은 제4장에서 설명한다.

연구참여자를 어떻게 찾을 것인가? 어떤 연구방법(또는 방법들)을 사용할 계획인가? 자기기입식 온라인 설문조사, 대면 또는 전화 인터뷰, 포커스 그룹 인터뷰(focus group interview) 또는 관찰을 하는가? 각각은 고유한 윤리적 문제를 제기한다. 예를 들어, 포커스 그룹 인터뷰는 연구참여자의 개인정보와 데이터에 대한 비밀보장에 있어서 연구자의 능력을 제한한다. 연구에서 속임수를 사용한다면 연구참여자로부터 보다 신뢰할 수 있는 정보를 수집하는 데 도움이 될 수는 있지만, 윤리적 절충안(trade-offs)[8]을 고려해야만 한다. 제6장에서는 연구를 설계할 때 그리고 제10장에서는 연구를 수행할 때 고려해야 할 윤리적 문제에 대해 자세히 설명한다.

연구자의 주요 데이터 출처는 무엇인가? 설문조사? 관찰? 온라인에 존재하는 데이터? 제7장과 제9장에서 다양한 유형의 데이터 출처가 제기하는 고

8) 여기서 절충안(trade-offs)은 다른 측면의 이득에 대한 대가로 세트 또는 디자인의 품질, 수량 또는 속성 중 하나를 감소시키거나 잃는 상황에 따른 결정을 의미한다. 즉, 절충안은 하나가 증가하면 다른 하나가 감소해야 하는 부분을 말한다.

유한 윤리적 문제에 대해 자세히 설명한다.

마지막으로 연구자가 연구 수행에 대한 생각을 시작할 때, 연구자는 자신이 소속되어 있는 기관에서 윤리적 검토를 위해 요구되는 사항과 절차를 찾아야만 한다. 제8장에서 연구자가 IRB에 제출하는 절차에 대한 자세한 내용을 확인할 수 있다.

추가 질문? 11, 18 그리고 34 질문 참조

참고문헌

Ethics Resources From Major Professional Associations

American Anthropological Association, Ethics resources. Retrieved from http://www.americananthro.org/ParticipateAndAdvocate/Content.aspx?ItemNumber=1895

American Association for Public Opinion Research, Standards and Ethics, *AAPOR Code of Ethics*. Retrieved from http://www.aapor.org/Standards-Ethics/AAPOR-Code-of-Ethics.aspx

American Educational Research Association, Professional and Research Ethics, *AERA Code of Ethics*. Retrieved from http://www.aera.net/About-AERA/AERA-Rules-Policies/Professiona-Ethics

American Evaluation Association, *Guiding principles for evaluators*. Retrieved from http://www.eval.org/p/cm/ld/fid=51

American Psychological Association, *Ethical principles of psychologists and Code of Conduct*. Retrieved from http://www.apa.org/ethics/code/index.aspx

American Public Health Association, Ethics, Resources. Retrieved from https://www.apha.org/apha-communities/member-sections/ethics/resources

American Sociological Association, *Code of Ethics*. Retrieved from http://www.asanet.org/membership/code-ethics

National Association of Social Wokers, *Code of Ethics*. Retrieved from https://www.socialworkers.org/pubs/code/default.asp

Federal Research Regulations and Guidance

Office of Human Research Protectiosn, U.S. Department of Health and Human Services. Retrieved from https://www.hhs.gov/ohrp/

Secretary's Advisory Committee on Human Research Protections. Retrieved from https://www.hhs.gov/ohrp/sachrp-committee/index.html

Foundational Works on Research Ethics

Council for International Organizations of Medical Sciences (CIOMS) & World Health Organization (WHO). (2016). *International ethical guidelines for health-related research involving humans*. Retrieved from https://cioms.ch/shop/product/international-ethical-guidelines-for-health-related-research-involving-humans/

Jonas, H. (1969). Philosophical reflections on experimenting with human subjects. *Daeddlus, 98*, 219-247.

National Commission for the Protection of Human Subjects of Biomedical and Behavioral Research. (1979). *The Belmont Report: Ethical principles and guidelines for the protection of human subjects of research.* Retrieved from https://www.hhs.gov/ohrp/regulations-and-policy/belmont-report/index.html

The Nuremberg Code. (1947). *Trials of war criminals before the Nuremberg military tribunals under Control Council Law.* No. 10, Vol. 2. (pp. 181–182). Washington, DC: Government Printing Office. Retrieved from https://history.nih.gov/research/downloads/nuremberg.pdf

World Medical Association. (2013). *Declaration of Helsinki: Ethical principles for Medical research involving human subjects.* Retrieved from https://www.wma.net/policies-post/wma-declaration-of-helsinki-ethical-principles-for-medical-research-involving-human-subjects/ (Original work published 1964)

Ethically Controversial Research

Primary Sources

Goffman, A. (2014). *On the run: Fugitive life in an American city.* Illinois: University of Chicago Press.

Good, K. (1991). *Into the heart: One man's pursuit of love and knowledge among the Yanomami.* New York, NY: Simon & Schuster.

Humphreys, L. (1975). *Tearoom trade: Impersonal sex in public places.* New York, NY: Aldine.

Milgram, S. (2009). *Obedience to authority: An experimental view.* New York, NY: Harper Perennial Modern Classics. (Original work published 1974)

Venkatesh, S. (2008). *Gang leader for a day: A rogue sociologist takes to the streets.* New York, NY: Penguin.

Wolcott, H. F. (2002). *The sneaky kid and its aftermath: Ethics and intimacy in fieldwork.* Walnut Creek, CA: Altamira Press.

Zimbardo, P. *The Stanford prison experiment.* Retrieved from the website http://www.prisonexp.org/

Critiques

Calvey, D. (2017). *Covert research: The art, politics, and ethics of undercover fieldwork.* Thousand Oaks, CA: Sage.

Jones, J. H. (1993). *Bad blood: The Tuskegee syphilis experiment,* New York, NY: Free Press.

Korn, J. H. (1997). *Illusions of reality: A history of deception in social psychology.* Albany, NY: SUNY Press.

Perry, G. (2013). *Behind the shock machine: The untold story of the notorious Milgram psychology experiments.* New York, NY: New Press.

CHAPTER 2

연구의 위험 및 이득 평가

Assessing Research Risks and Benefits

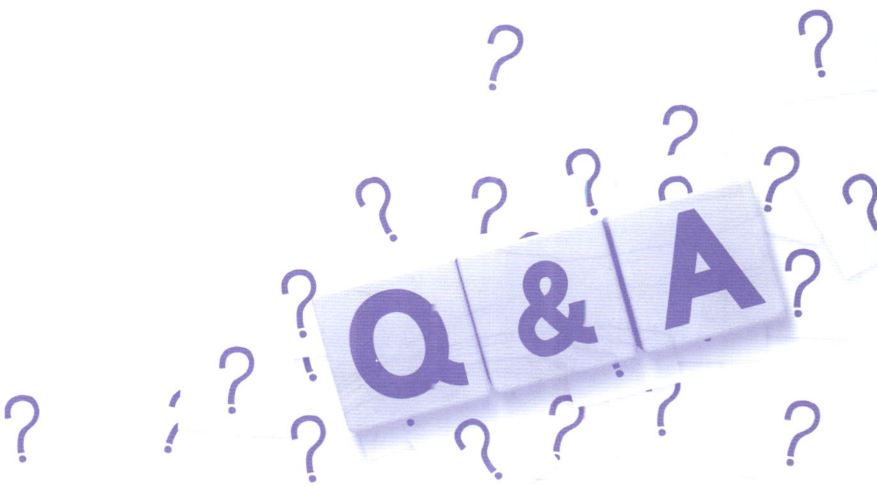

질문

11

What is risk,
and what are the risks in social and behavioral sciences research?

위험이란 무엇이며 사회행동과학연구에 있어서 위험은 무엇인가?

위험은 어떤 식으로든 해로운 일이 발생할 가능성으로 정의된다. 위험은 발생할 수 있는 해의 크기(magnitude)나 정도(degree)와 발생할 가능성(probability)이라는 두 부분으로 구성된다.

연구에서 위험은 연구참여자가 연구에 참여함으로써 잠재적으로 경험할 수 있는 해 또는 불편함이다. 사람이 매일 일정 수준의 위험을 경험하는 것과 마찬가지로 연구에 참여하는 것은 항상 위험이 따른다. 대부분의 사회행동과학연구에서는 해가 발생할 가능성이 낮고, 잠재적인 해의 크기도 작다. 따라서 대부분의 사회행동과학연구는 최소위험 연구의 정의(질문 13번 참조)를 충족하며, 이는 IRB의 감독(oversight) 및 충분한 정보에 의한 동의의 특정 요구사항에 영향을 미칠 수 있다. 그러나 일반적으로 위험이 낮다는 사실에도 불구하고, 모든 사회행동과학 연구자는 그들의 학문 분야, 연구주제, 연구방법 또는 연구대상 집단에 관계없이 개별 연구에서 위험을 신중하게 평가하는 것이 중요하다.

연구에서 위험의 유형을 생각할 때 우리는 종종 혈액 채취로 인한 통증이나 멍이 들거나 실험 약물 복용으로 인한 불쾌한 부작용과 같은 신체적 해를 먼저 생각한다. 사회행동과학연구의 경우, 연구 참여로 인한 신체적 해는 대개 문제가 되지 않는다. 그러나 사회행동과학 연구자는 잠재적인 심리적 · 경제적 · 법적 · 사회적 또는 존엄성(dignitary)에 대한 해를 포함한 유형의 위험에 대해 생각해야 한다. 잠재적인 집단 수준의 해(group-level harms)도 고려해야 한다.

연구 데이터를 수집하는 동안 일부 해가 발생할 수 있다. 예를 들어, 심리적 해는 연구자와 정보를 공유함으로써 연구참여자에게 발생할 수 있는 슬픔, 불안 또는 당혹감과 같은 정서적 반응이다.

연구참여자의 민감한 개인정보가 연구자 이외의 사람들에게 공개되는 경우, 다른 유형의 해가 발생할 수도 있다(제3장 사생활 보호 및 비밀보장 참조). 정보 및 신원에 대한 침해는 경제적 · 법적 · 그 밖의 사회적 해를 초래할 수 있다. 경제적 해에는 고용 상실이나 향후 고용 가능성에 대한 부정적인 영향이 포함된다. 예를 들어, 부적절하게 공개된 연구결과로 인해 고용주가 연구참여자에 대한 부정적인 인식을 갖게 되어 그 사람을 고용하지 않을 수 있다. 또 다른 예로는 부적절하게 공개된 연구결과로 인해 사업주가 이전에 불법행위를 했다는 사실을 고객이 알게 된 경우, 경제적 해에는 사업이나 매출 손실도 포함될 수 있다.

법적 해에는 체포, 구금 또는 자녀 양육권 상실과 같은 기타 법적 조치가 포함될 수 있다. 예를 들어, 신고의무법(mandatory reporting laws)은 교사 및 사회복지사와 같은 특정 직업에 종사하는 사람이 아동학대 사실을 알게 된 경우, 신고를 의무화하고 있다. 연구 참여 도중에 연구참여자인 부모가 자녀를 방임하고 있다는 사실을 공개할 경우, 연구자는 이러한 사실을 관계 당국에 신고해야 한다.[9)]

사회적 해는 연구 참여로 인해 연구참여자와 다른 사람과의 관계나 평판에 부정적인 영향을 미칠 때 발생한다. 예를 들어, 한 여성이 연구의 일환으로 전화 인터뷰에 참여하고 있는 상황에서 성경험(sexual history) 질문에 대한 그 여성의 답변을 남편이 우연히 듣게 된다면, 이는 둘 사이의 신뢰를 손상시킬 수 있다.

연구에는 존엄성에 대한 해도 포함될 수 있다. 이것은 사람들이 실제로 실질적인 해를 입지 않았더라도, '잘못'될 수 있다는 생각을 하게 하는 것을 의미한다. 예를 들어, 일부 사람들은 연구자가 안전하게 비밀보장을 하더라도 당사자의 허락 없이 성적표나 소셜미디어 게시물에 접근한다면, 자신의 정보를 침해당했다고 느낄 수 있다. 일부 사람들은 연구진이 수입, 성생활 또는 정치적 견해와 같은 사적인 질문을 하면 불쾌감을 느낄 수 있다.

개별 연구참여자의 신원이 적절하게 비식별화되더라도 경우에 따라 연구결과가 발표되면 연구참여자와 동일한 특징을 공유하는 사람이나 집단이 다른 사람들에게 부정적으로 보일 수 있다. 예를 들어, 특정 집단의 사람들이

---

9) 「아동학대범죄의 처벌 등에 관한 특례법」 제10조 제2항에 따라 신고의무자가 직무를 수행하면서 아동학대범죄를 알게 된 경우나 그 의심이 있는 경우에는 시 · 도, 시 · 군 · 구 또는 수사기관에 즉시 신고하여야 한다. 만일 신고의무자가 아동학대를 신고하지 않을 경우 1천만원 이하의 과태료가 부과된다. 여기서 신고의무자는 총 25개 직군으로 다음과 같다. 「아동복지법」 제10조의2에 따른 아동권리보장원(이하 "아동권리보장원"이라 한다) 및 가정위탁지원센터의 장과 그 종사자, 아동복지시설의 장과 그 종사자(아동보호전문기관의 장과 그 종사자는 제외한다), 「아동복지법」 제13조에 따른 아동복지전담공무원, 「가정폭력방지 및 피해자보호 등에 관한 법률」 제5조에 따른 가정폭력 관련 상담소 및 같은 법 제7조의2에 따른 가정폭력피해자 보호시설의 장과 그 종사자, 「건강가정기본법」 제35조에 따른 건강가정지원센터의 장과 그 종사자, 「다문화가족지원법」 제12조에 따른 다문화가족지원센터의 장과 그 종사자, 「사회보장급여의 이용 · 제공 및 수급권자 발굴에 관한 법률」 제43조에 따른 사회복지전담공무원 및 「사회복지사업법」 제34조에 따른 사회복지시설의 장과 그 종사자, 「성매매방지 및 피해자보호 등에 관한 법률」 제9조에 따른 지원시설 및 같은 법 제17조에 따른 성매매피해상담소의 장과 그 종사자, 「성폭력방지 및 피해자보호 등에 관한 법률」 제10조에 따른 성폭력피해상담소, 같은 법 제12조에 따른 성폭력피해자보호시설의 장과 그 종사자 및 같은 법 제18조에 따른 성폭력피해자통합지원센터의 장과 그 종사자, 「119구조 · 구급에 관한 법률」 제2조제4호에 따른 119구급대의 대원, 「응급의료에 관한 법률」 제2조제7호에 따른 응급의료기관등에 종사하는 응급구조사, 「영유아보육법」 제7조에 따른 육아종합지원센터의 장과 그 종사자 및 제10조에 따른 어린이집의 원장 등 보육교직원, 「유아교육법」 제2조제2호에 따른 유치원의 장과 그 종사자, 아동보호전문기관의 장과 그 종사자, 「의료법」 제3조제1항에 따른 의료기관의 장과 그 의료기관에 종사하는 의료인 및 의료기사, 「장애인복지법」 제58조에 따른 장애인복지시설의 장과 그 종사자로서 시설에서 장애아동에 대한 상담 · 치료 · 훈련 또는 요양 업무를 수행하는 사람, 「정신건강증진 및 정신질환자 복지서비스 지원에 관한 법률」 제3조제3호에 따른 정신건강복지센터, 같은 조 제5호에 따른 정신의료기관, 같은 조 제6호에 따른 정신요양시설 및 같은 조 제7호에 따른 정신재활시설의 장과 그 종사자, 「청소년기본법」 제3조제6호에 따른 청소년시설 및 같은 조 제8호에 따른 청소년단체의 장과 그 종사자, 「청소년 보호법」 제35조에 따른 청소년보호 · 재활센터의 장과 그 종사자, 「초 · 중등교육법」 제2조에 따른 학교의 장과 그 종사자, 「한부모가족지원법」 제19조에 따른 한부모가족복지시설의 장과 그 종사자, 「학원의 설립 · 운영 및 과외교습에 관한 법률」 제6조에 따른 학원의 운영자 · 강사 · 직원 및 같은 법 제14조에 따른 교습소의 교습자 · 직원, 「아이돌봄 지원법」 제2조제4호에 따른 아이돌보미, 「아동복지법」 제37조에 따른 취약계층 아동에 대한 통합서비스지원 수행인력, 「입양특례법」 제20조에 따른 입양기관의 장과 그 종사자이다.

마약 복용률이 더 높다는 사실이 밝혀지면, 전체 집단에게 낙인이 찍히고 심지어 연구에 참여하지 않은 개인에게도 사회적 해가 발생할 수 있다. 이러한 집단 수준의 위험에 대해서는 연구자가 연구를 계획할 때 염두에 두는 것이 중요하다. 연구에 지역사회 구성원을 참여시키는 것이 이러한 집단 수준의 위험을 예측하고 최소화하는 방법을 묻는 데 도움이 될 수 있다.

추가 질문? 12, 23 그리고 63 질문 참조

질문 12

How do I identify risks in my research—and minimize them?

연구에서 위험을 식별하고 최소화하려면 어떻게 해야 하는가?

어떤 종류의 연구를 수행하든지 간에 연구를 설계하고 수행할 때, 연구자는 (a) 연구 참여에 따른 위험을 식별하고, (b) 위험의 발생 가능성과 규모를 고려하며, (c) 위험을 최소화하기 위한 절차를 이행할 책임이 있다. 특정 연구에 대한 위험을 식별할 때 연구 중인 주제와 데이터 수집 및 보관방법을 고려하는 것부터 시작해야 한다.

사회행동과학 연구자는 다양한 현상을 연구한다. 사람들이 국립공원을 방문하는 이유와 같은 주제의 몇몇 질문은 거의 해가 없다. 그러나 범죄 활동에 연루된 개인을 인터뷰하는 것과 같은 유형의 연구는 상당히 민감할 수 있다. 이러한 상황에서 연구참여자는 자신이 과거에 가담했던 불법행위를 설명할 때 불안을 느낄 수 있다(심리적 위험). 다른 사람들이 연구참여자가 불법적인 활동에 가담했다는 사실을 알게 되면, 그들은 더 이상 연구참여자를 신뢰하지 않을 수 있다(사회적 위험). 또한 연구참여자가 가담했던 불법행위 때문에 고용주가 그 사람을 고용하는 것을 주저할 수 있다(경제적 위험). 실제로 대부분의 연구는 국립공원을 방문하는 것과 범죄행위에 가담하는 것 사이 어딘가에 해당하는 경험, 행동, 의견에 대해 질문한다.

특정 질문에 대한 주제 외에도 연구참여자를 식별하여 모집하는 과정이나 정보를 수집하는 방법에서 발생할 수 있는 위험을 고려해야만 한다. 사회행동과학연구에서 고려해야 할 주요 위험 중 하나는 개인의 사생활을 침해할 가능성이 있다는 것이다. 개인이 특정 연구에 참여했다는 사실이나 참여하도록 초대받았었다는 사실을 다른 사람이 알게 된 경우, 잠재적으로 발생할 수 있는 심리적 · 법적 · 경제적 · 사회적 해를 고려해야만 한다. 예를 들어, 연구참여자가 인터뷰에 응하기 위해 약물치료시설에 들어가는 것을 (누군가가) 볼 수 있다. 이로 인해 연구참여자에게 낙인이 찍힐 수 있다(사회적 위험). 또는 연구참여자가 우편이나 온라인으로 마약 사용에 대한 설문에 응하는 것을 누군가가 보게 되면 연구참여자의 고용(경제적 위험)이나 자녀 양육권(법적 위험)이 위태로워질 수 있다.

데이터의 비밀이 침해됨으로 인한 위험도 고려해야 한다. 권한이 없는 사람이 연구의 일부로 수집된 정보에 접근할 경우, 연구참여자는 해를 입을 수 있다. 예를 들어, (온라인으로 수집된 데이터가 적절하게 보호되지 않은 경우) 연구참여자의 외도를 인정하는 데이터가 공개되면, 그 사람은 이러한 정보의 공개로 인한 당혹감과 부부 간의 불화가 발생할 수 있다. 예를 들어, 직원의 직무 만족도에 대한 연구에서 연구참여자인 직원이 회사의 병가 정책에 만족하지 않는다는 사실을 관리자가 알게 되면, 연구참여자는 직장을 잃어 경제적 해가 발생할 수 있다.

연구자가 위험을 식별하고 이를 최소화하기 위한 조치를 취하는 데 있어 다양한 방법이 도움을 줄 수 있다. 유사한 집단이나 유사한 방법을 사용한 연구에 대한 문헌검토를 수행한다. 유사한 연구를 수행한 경험이 풍부한 연구자와 상의한다. 잠재적인 연구참여자와 특성을 공유하거나 그들의 견해를 대표하는 사람과 대화하여 연구에서 제기될 수 있다고 생각되는 위험을 식별한다.

일단 위험이 식별되면 해당 위험의 발생 가능성과 규모를 고려해야만 한다. 불행하게도 이러한 추정은 정밀한 과학이 아니다. 일부 위험에 대한 확률은 체계적으로 수집된 정보를 기반으로 결정될 수 있다. 그러나 많은 경우에서 위험을 정량화하는 것은 불가능하다. 위험과 관련된 경험적 데이터를 이용할 수 있는 경우에도 향후 위험에 대한 인간의 추정은 많은 편향에 의해 영향을 받는다. 사람들은 최근에 직접 경험하거나 들은 것에 대해서는 위험을 과대평가하는 경향이 있다. 다른 연구자와 IRB 위원은 자신들의 경험에 따라 위험을 다르게 판단할 수 있다.

추가 질문? 17, 22 그리고 23 질문 참조

질문 13

What is meant by "minimal risk"?

'최소위험'이란 무엇을 의미하는가?

미국 연방연구규정에 따르면, 최소위험은 "연구에서 예상되는 해나 불편의 가능성과 정도가 일상생활이나 통상적으로 이루어지는 신체적 · 정신적 측면에 대한 검사가 이루어지는 동안 일상적으로 맞닥뜨리게 되는 것보다 크지 않다는 것을 의미한다"(45CFR46.102(j)). 연구는 사람들이 일상적인 활동을 할 때 직면하는 것보다 더 많은 위험을 초래하는지 여부에 따라 평가된다. 대부분의 사회행동과학연구는 최소위험의 정의를 충족한다. 그러나 일상생활의 통상적인 위험을 결정하는 것은 까다로운 일이다. 이러한 위험은 사람들이 거주하는 지역, 건강상태, 직업, 정기적으로 참여하는 활동의 종류에 따라 달라질 수 있다.

모든 연구는 "최소위험을 넘지 않거나(no more than minimal risk)" "최소위험을 초과하는(greater than minimal risk)" 것으로 간주될 수 있다. 제8장에서 자세히 설명한 것처럼, IRB의 심의면제 가능 여부와 심의 유형(신속심의 또는 정규심의)[10]은 연구가 최소위험을 넘지 않거나 최소위험을 초과하는 것으로 간주되는지 여부에 따라 결정된다. 그러므로 연구자는 IRB 심의신청서에 위험을 명확하게 설명하여, IRB가 적절한 결정을 하는 데 도움이 되는 정보를 제공해야 한다.

---

10) 원문에서는 "the type of institutional review board (IRB) review (exempt, expedited, or full board)"라고 되어 있었으나 엄밀하게 말하면 면제는 심의가 아니기 때문에 "IRB의 심의면제 가능 여부와 심의 유형(신속심의 또는 정규심의)"으로 번역하였다.

연구자와 IRB는 최소위험을 포괄적으로 규정하는 정의를 두고 있기 때문에 최소위험 개념을 해석하고 적용하는데 항상 일치하지 않을 수 있다. 예를 들어, 지역사회에서 다수를 대표하는 사람이나 연구에 참여할 가능성이 있는 사람을 대표하는 사람 중 누구의 일상생활을 고려해야 하는가? IRB는 두 표준 중 하나를 적용할 것이다.

추가 질문? 16, 77 그리고 79 질문 참조

질문 14

What are the potential benefits of research?

연구의 잠재적인 이득은 무엇인가?

연구는 과학과 사회에 약간이라도 이득을 제공하는 경우에만 수행되어야 한다. 즉, 연구는 새로운 질문에 답하거나 이미 알려진 것에 새로운 정보를 추가할 수 있어야 한다. 연구는 참여하는 사람들에게도 도움이 될 수 있다. 연구참여자에게 다양한 종류의 이득이 제공될 수 있으며, 이러한 이득은 연구계획서에 기술되어야 하고 충분한 정보에 의한 동의 과정에서도 설명되어야 한다. 연구가 윤리적이기 위해서는 항상 사회적 이득이나 과학적 이득에 대한 잠재력을 가지고 있어야 하지만, 연구참여자에게 직접적으로 이득이 있어야만 하는 것은 아니다.

일부 연구는 연구참여자가 일반적으로 연구에 참여하지 않는다면 아예 접근할 수 없거나 쉽게 접근할 수 없는 자원에 접근할 수 있게 해주거나 (연구의 주요 목적과 관련된) 서비스와 같은 실질적인 이득을 제공한다. 예를 들어, 체중 감량에 관한 연구에서는 연구참여자에게 건강검진과 같은 서비스나 책, 만보기, 체중계, 운동 장비 또는 미리 만들어진 식사와 같은 자원을 제공할 수 있다. 모집 및 충분한 정보에 의한 동의 과정에서 연구참여자에게 제공되는 이득을 설명할 때, 연구 참여에 따른 금전 지급이 실질적인 이득으로 간주되어서는 안 된다.

또한 연구참여자는 연구에 참여함으로써 무형의 이득을 얻을 수 있다. 연구참여자는 특정 건강 문제에 대해 더 많이 배울 수 있고, 다른 사람들과 상호작용하는 것을 즐기거나 자신의 경험과 견해를 공유할 수 있는 기회를 감사하게 생각할 수 있다. 예를 들어, (가정폭력이나 자연재해와 같은) 외상경험에 대한 질적 인터뷰에 참여한 사람은 자신의 경험에 대해 이야기함으로써 긍정적인 감정적 반응을 보일 수 있다. 게다가 일부 연구참여자는 자신이 연구에 참여하는 것이 향후 다른 사람들에게 도움이 될 수 있기 때문에 기분이 좋을 수도 있다. 이와 유사하게, 연구참여자는 자신이 학문 발전에 기여하고 있다는 것을 알고 있거나 연구자가 지역사회에 영향을 미치는 사회문제에 대한 해결책을 찾는 데 도움을 주는 연구에 참여를 통해 심리적으로도 이득을 얻을 수 있다.

연구로부터 이득을 얻을 가능성이 있는 경우에도, 모든 연구참여자가 이득을 경험할 수 있는 것은 아니다. 결과적으로 일부 참여자는 연구에 참여한 것을 후회할 수 있다. 연구자는 연구참여자에게 이득을 설명할 때 연구의 가치를 과장하지 않도록 주의를 기울여야만 한다. 좋은 방법은 연구참여자가 일부 이득을 얻을 수 있음을 명확하게 명시하고, 모든 연구참여자가 받을 가능성이 있는 이득만을 강조하는 것이다.

교육적 또는 행동적 중재의 효과를 평가하는 것을 목표로 하는 연구에서 연구자는 특정 결과의 형태로 이득을 약속해서는 안 된다. 예를 들어, 초등학생의 읽기 점수를 향상시키는 것을 목표로 하는 교육적 중재연구를 생각해보자. 연구에서 중재가 효과적이라는 것이 입증되면, 실험적 중재를 받은 일부 연구참여자는 실제로 연구 참여로 인한 이득, 즉 읽기 점수의 향상이라는 이점을 얻었을 것이다. 그러나 연구자는 중재연구의 진정한 목적이 중재의 효능이나 효과를 알아보기 위한 데이터를 수집하여 연구에 참여한 사람이 아니라 미래의 사람들이 이득을 얻을 수 있도록 하는 것이기 때문에, 연구에 참여한 아동의 읽기 점수가 향상될 것이라고 약속해서는 안 된다. 그리고 최선의 중재조차도 그것을 시도하는 모든 사람에게 효과가 있는 것은 아니다. 더욱이 중재연구에는 종종 대조군이 포함된다. 이는 일부 연구참여자만이 실험적 중재를 받고, 다른 연구참여자는 위약을 받거나 중재를 받지 않는다는 것을 의미한다. 따라서 대조군에 속한 사람들이 이득을 얻을 가능성은 낮다.

연구는 참여하는 사람뿐만 아니라 연구가 수행되는 지역사회에도 이득을 제공할 수 있다. 이러한 이득은 유급 고용 기회와 같이 유형적인 것일 수 있고, 연구 역량 개발과 같은 무형적인 것일 수도 있다. 연구결과에 관계없이 모든 종류의 연구는 학문과 사회에 이상적으로 도움이 된다. 예를 들어, 설문조사, 인터뷰, 민족지학 연구를 통해 사회문제의 근본적인 원인이나 상관요인(correlational factors)을 식별할 수 있다. 또는 중재가 효과적인 것으로 확인되면 지역사회와 다른 지역에 있는 사람들에게 이득을 주기 위해 광범위하게 제공될 수 있다. 만약 그 중재가 효과적이지 않은 것으로 밝혀지면, 연구자가 효과가 없는 중재를 배제할 수 있기 때문에 학문적으로는 여전히 이득이 있다. 다시 말해 시민들에게 효과가 없는 프로그램을 제공하지 않아도 되기 때문에(그리고 시민들의 세금을 사용하지도 않을 것이기 때문에) 사회에 이득이 된다.

추가 질문? 15, 16 그리고 62 질문 참조

질문 15

How do I design my research so that the risk-benefit balance is favorable?

연구의 위험과 이득 간의 균형을 이루기 위해 연구를 어떻게 설계해야 하는가?

연방연구규정은 연구에서 "연구대상자에 대한 위험이 연구대상자에게 예상되는 이득(있는 경우)과 합리적으로(reasonably) 예상할 수 있는 지식의 중요성과 관련하여 합리적이라는 것(reasonable)"을 IRB가 결정할 것을 요구한다(45CFR46.111(2)). 이는 연구참여자가 어떤 이득을 얻을 수 있다는 기대 없이 연구에 참여할 때 위험에 노출되어서는 안 된다는 것을 의미한다. 연구가 참여하는 사람들에게 반드시 직접적인 이득을 제공해야 하는 것은 아니지만 학문과 사회에 어느 정도 잠재적인 이득이 있어야 한다.

연구의 위험과 잠재적 이득 사이의 합리적인 균형을 결정하는 마술 같은 공식은 없지만, 다음과 같은 사항을 고려해야만 한다.

- 연구 참여로 예상되는 위험
- 위험이 발생할 가능성과 규모, 위험을 최소화하기 위해 취할 조치
- 연구참여자에게 제공할 수 있을 것으로 예상 가능한 연구의 잠재적인 이득
- 연구를 통해 얻게 될 잠재적인 지식

연구자가 연구를 설계할 때 이러한 모든 문제를 명확하게 고려하고, 연구자 자신의 관점에서 바라볼 때 잠재적인 이득이 위험을 능가하는지를 확인하고 싶을 것이다. 또한 연구자는 IRB가 판단을 내리기에 충분한 지식을 가질

수 있도록 이 정보가 연구계획서에 명확하게 설명되어 있는지를 확인하고 싶을 것이다. IRB는 특정 연구의 위험과 이득에 대해 그 연구를 설계한 연구자와 다른 견해를 가지고 있다는 점을 명심하는 것이 중요하다. 위험과 이득에 대한 인식은 IRB의 위원들 간에도 다를 수 있다.

추가 질문? 11, 12 그리고 14 질문 참조

질문 16

How do I make sure that participants in my research do not overestimate the benefits or underestimate the risks?

연구참여자가 이득을 과대평가하거나 위험을 과소평가하지 않게 하려면 어떻게 해야 하는가?

"치료적 오해(therapeutic misconception)"[11]라는 용어는 연구참여자가 연구에 참여함으로써 직접적으로 이득을 얻을 것이라고 잘못된 가정을 하는 경우를 설명하는 데 사용된다. 그러나 연구의 주된 목적은 미래에 사람들을 돕기 위해 일반화 가능한 지식을 수집하는 것이다. 즉, (연구참여자에게) 직접적인 이득을 줄 것이라고 가정할 수는 없다. 연구참여자가 연구의 목적을 완전히 이해하지 못하거나 연구와 서비스(services)의 차이를 이해하지 못하는 경우, 치료적 오해가 발생할 수 있다. 연구에 참여하는 개인은 연구에서 평가되는 중재나 프로그램이 이미 그것의 사용을 뒷받침하는 증거에 기반하고 있다고 잘못 믿을 수 있다. 연구참여자는 중재가 효과가 있을지 또는 없을지를 확인하기 위해 필요한 증거를 수집할 목적으로 연구에 참여하도록 요청을 받았다는 사실을 깨닫지 못할 수도 있다.

치료적 오해라는 용어는 임상연구의 맥락에서 생각되어 왔지만, 사회행동과학연구에서도 치료적 오해가 발생할 수 있다. 연구자가 행동적 또는 교육적 중재연구를 수행할 때 치료적 오해 가능성을 특히 잘 알고 있어야 한다. 사람들은 제공되는 모든 서비스가 이미 도움이 되는 것으로 입증되었다고 가

11) "치료적 오해(therapeutic misconception)"란, 예를 들어, 환자가 연구와 치료의 차이를 인식하지 못한 채 개발 중인 의약품의 안전성과 유효성을 확인하기 위한 연구의 일종인 의약품 임상시험에 시험대상자로 참여하면서 이를 자신의 질병에 대한 치료과정으로 오해하는 것을 말한다.

정하는 경향이 있다. 특히 중재연구를 위해 연구참여자를 모집할 때, 제공되는 중재를 통해 원하는 결과를 얻을 수 있을지 아직 알지 못한다는 점을 강조하는 것이 중요하다.

연구참여자는 설문조사나 인터뷰와 같이 실험적이지 않은 연구에서 연구의 목적을 오해할 수도 있다. 예를 들어, 흡연 습관에 대한 설문조사 참여 요청을 금연을 돕기 위해 고안된 프로그램에 참여해달라는 제안과 혼동할 수 있다. 자연재해 이후 심층 질적 인터뷰에 참여하도록 요청받은 것을 상담이나 다른 정신건강 서비스의 제공으로 오해할 수 있다. 서비스 제공자가 연구를 수행하거나 직접 서비스를 제공하는 기관과 협력하여 연구가 수행될 경우, 이러한 오해의 가능성이 특히 강력해진다.

연구에 대한 잠재적인 오해를 방지하기 위한 가장 좋은 방법은 모집 및 충분한 정보에 의한 동의 과정에서 연구참여자에게 연구의 목적과 이득에 대한 명확한 정보를 제공하는 것이다. 예를 들어, 연구 목적을 설명하기 위해 "연구의 목적은 이 프로그램이 학생들의 읽기 점수를 향상시키는 데 도움이 될 수 있는지를 알아보는 것이다. 우리는 이 프로그램이 현재 제공되는 읽기 프로그램보다 더 좋을지 나쁠지 알 수 없다. 우리는 이 질문에 대한 답을 알아보기 위해 연구를 하고 있다."와 같이 간단한 문장을 포함할 수 있다. 이득과 관련해서는 "귀하가 이 연구에 참여함으로써 얻을 수 있는 직접적인 이득은 없다. 하지만 우리가 이 프로그램이 효과가 있다는 것을 알게 된다면, 이 프로그램은 미래 학생들에게 제공될 수 있다."와 같이 간단한 문장을 포함할 수 있다.

추가 질문? 11, 14 그리고 40 질문 참조

질문 17

I will conduct research on a sensitive topic. what should I do to prevent psychological harms?

민감한 주제에 관한 연구를 수행하려고 한다. 심리적 해를 예방하려면 어떻게 해야 하는가?

사회행동과학연구에서는 민감한 주제를 탐구할 수 있다. 가정폭력, 성폭행, 성행위 또는 사랑하는 사람의 죽음 등이 그 예이다. 이러한 연구는 슬픔, 불안 또는 당혹감과 같은 심리적 위험을 내포한다. 연구참여자가 민감한 주제를 다루는 연구에 참여함으로써 심리적 해를 경험할 가능성을 줄이기 위해 몇 가지 조치를 취할 수 있다.

민감한 주제를 다루는 연구에서는 방법에 따라 다양한 위험을 수반하기 때문에 데이터 수집 방법을 고려해야 한다. 일반적으로 심층 인터뷰를 통해 과거 경험에 대한 철저한 탐구가 이루어지는 경우에는 피상적인 설문조사에 비해 심리적 해의 위험이 증가될 수 있다. 그러나 심층 인터뷰는 연구참여자가 자신의 경험에 의미를 부여할 수 있는 더 큰 기회를 제공하는 관계적 측면을 포함하므로 설문조사와 비교할 때 연구참여자가 인식하는 이득과 학문에 대한 기여를 높일 수 있다. 대면 심층 인터뷰를 수행할 경우, 연구자가 연구참여자의 신원을 알고 있고 다른 사람이 볼 수도 있기 때문에 사생활 침해와 같은 기타 위험이 있을 가능성도 포함된다.

심리적 해의 가능성을 줄이는 방법은 다음과 같다.

- 설문조사나 인터뷰 가이드에 포함된 민감한 질문의 갯수를 가장 필수적인 것으로 제한하기
- 잠재적인 연구참여자에게 하게 될 질문이 너무 거슬린다고 느끼거나 질문에 답하는 것이 화가 날 수도 있다고 생각되는 경우, 충분한 정

보에 의한 동의 과정에서 해당 질문을 거부할 수 있도록 질문의 유형(types)을 설명하기

- 연구참여자가 대답하기 불편할 수 있는 질문에 대해서는 대답하지 않을 수 있음을 미리 알리기

만일 연구참여자가 화를 내면 설문조사나 인터뷰(대면이나 전화로 상호작용하는 경우)를 중단하고, 연구참여자가 평정을 되찾을 수 있는 시간을 주는 것이 좋다. 직접 면접자가 방문한 경우에는 면접자가 그 연구참여자에게 화장지와 물 한잔을 제공한다. 이후 연구참여자가 참여를 계속할 준비가 되면 인터뷰나 설문조사를 재개할 수 있다. 그러나 연구참여자가 인터뷰나 설문조사를 계속하고 싶어 하지 않는다면 완전히 중단할 수 있어야 한다. 이러한 상황에서는 연구참여자가 동의서에 서명한 경우라도 지금까지 제공한 모든 데이터가 연구에 포함될 수 있는지에 대해 연구참여자의 허락을 얻어야 한다. 만일 연구참여자가 이를 거부하는 경우라면 그 사람의 데이터는 데이터셋(dataset)에 포함시키지 않아야 한다. 설문조사나 인터뷰가 끝나지 않은 경우라도 연구자는 연구참여자에게 인터뷰나 설문조사 완료에 대한 비용보전(reimbursement)이나 인센티브(incentive)를 제공해야 한다.

심리적 해를 식별하고 최소화하는 것은 특히 온라인 설문조사와 같이 직접 만나서 연구를 수행하지 않을 경우 더 까다로울 수 있다. 왜냐하면 연구자는 연구참여자가 연구로 인해 화가 났는지를 알 수 없기 때문이다. 필요한 경우 모든 환경에서 수행되는 연구를 위해 연구자는 상담자에게 상담 의뢰를 요청하고, 상담 서비스를 원하는 연구참여자(심지어 연구 중에 화를 내지 않은 연구참여자에게도 마찬가지로)를 위해 지역사회 프로그램 목록을 제시한다. 상담 서비스 목록에 대해서는 설문조사/인터뷰가 끝날 때나 적절하다면 끝나기 전에 연구참여자에게 설명할 수도 있다.

추가 질문? 11, 12 그리고 97 질문 참조

참고문헌

Appelbaum, P. S., Roth, L. H., & Lidz, C. (1982). The therapeutic misconception: Informed consent in psychiatric research. *International Journal of Law and Psychiatry, 5*(3-4), 319-329.

Campbell, R. T. (2003, April). Risk and harm issues in social science research. Position paper prepared for Human Subjects Policy Conference, University of Illinois at Urbana-Champaign. Retrieved from http://xtf.grainger.illinois.edu:8080/xtfEthics/data/gunsalus/risk_and_harm_v2rc/risk_and_harm_v2rc.pdf

Citro, C. F., Ilgen, D. R., & Marrett, C. B. (Eds.). (2003). *Protecting participants and facilitating social and behavioral sciences research* Washington, DC: The National Academies Press; 2003. (National Research Council; Panel on Institutional Review Boards, Surveys, and Social Science Research; and Committee on National Statistics and Board on Behavioral, Cognitive, and Sensory Sciences).

National Bioethics Advisory Commission. (2001). Assessing risks and potential benefits and evaluating vulnerability. In *Report on ethical and policy issues in research involving human participants* (Vol. 1, ch. 4). Bethesda, MD: Author.

Prentice, E. D., & Gordon, B. G. (2001). Institutional Review Board assessment of risks and benefits associated with research. In *Report on ethical and policy issues in research involving human participants* (Vol. 2, Commissioned papers and staff analysis). Bethesda, MD: National Bioethics Advisory Commission.

Weijer, C. (2001). The ethical analysis of risks and potential benefits in human subjects research: History, theory, and implications for U.S. regulation. In *Report on ethical and policy issues in research involving human participants* (Vol. 2, Commissioned papers and staff analysis). Bethesda, MD: National Bioethics Advisory Commission.

CHAPTER 3

사생활 보호 및 비밀보장

Protecting Privacy and Confidentiality

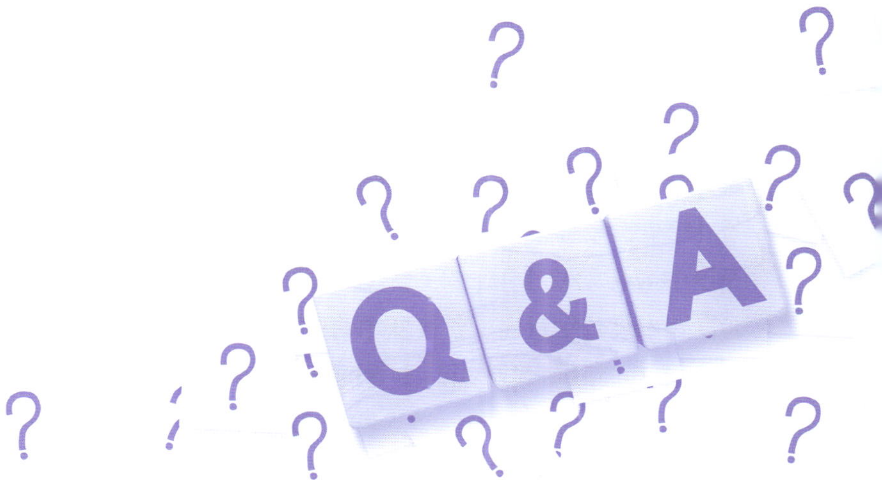

질문

18

What is meant by "privacy" and "confidentiality," and is there a difference?

'사생활 보호'와 '비밀보장'이 무엇을 의미하며 이 둘의 차이점이 있는가?

사생활 보호와 비밀보장(confidentiality)은 모든 연구자가 연구를 설계하고 실행할 때 반드시 다루어야 하는 두 가지 중요한 개념이다. 종종 동일한 의미를 갖는 것으로 간주되는 사생활과 비밀은 사실상 두 개의 개별적인 개념이긴 하지만 관련이 있기도 하다. 이 두 개념을 구별하는 쉬운 방법은 사생활 보호는 개인을 보호하는 것이고, 비밀보장은 사람들이 연구자와 공유하는 정보 또는 데이터를 보호하는 것이다.

사생활은 자신을 통제하는 것으로 정의할 수 있다. 즉, 사람들은 언제 그리고 누구와 자신에 대한 정보를 공유할 것인지 선택할 수 있다. 연구참여자를 모집하는 과정에서 잠재적인 연구참여자를 특정 집단의 일원으로 식별하거나 연구참여자가 특정 행동을 하거나 특정 건강 상태를 가지고 있다는 정보를 다른 사람에게 공개되지 않도록 하는 절차를 통해 잠재적인 연구참여자의 사생활을 보호할 수 있다. 데이터를 수집하는 과정에서 다른 사람이 듣거나 볼 수 없도록 한 상태에서 연구참여자와 연구자 간 정보를 공유할 수 있는 절차를 만들어 사생활 침해 가능성을 줄일 수 있다.

연구참여자가 자신의 정보를 연구자와 개인적으로 공유할 때, 연구참여자는 자신의 정보가 비밀로 유지되기를 기대한다. 즉, 연구팀과 권한을 위임받은 사람만이 연구참여자의 데이터에 접근할 수 있기를 기대한다는 것이다. 실질적인 의미에서 비밀보장은 연구자가 연구참여자에 대한 정보를 가능한

한 다른 사람에게 알려지지 않도록 유지하기 위해 실행하는 특정 단계를 의미한다. 연방연구규정은 연구자가 개인식별정보의 비밀을 보호하기 위한 절차를 수립할 것을 요구한다(즉, 연구자가 직접 식별하거나 데이터와 연결된 식별자를 통해 연구참여자를 식별할 수 있다). 그러나 연구자들은 종종 모든 유형의 데이터에 대해 동일한 비밀보장 유지 절차를 구현한다. 왜냐하면 그것들이 좋은 표준적인 연구의 관행이기 때문이다.

추가 질문? 21, 22 그리고 23 질문 참조

질문

19

What makes data de-identified?

데이터의 비식별화란 무엇인가?

모든 개인식별자(personal identifiers)[12)]가 제거된 데이터셋(datasets)은 비식별화된(de-identified) 것으로 간주된다. 연방연구규정은 특정 개인식별자의 종류를 열거하지 않는다. 대신에 연방연구규정은 "연구대상자의 신원이 연구자에 의해 쉽게 확인되거나 정보와 연결될 수 있다."는 의미로 식별 가능을 느슨하게 정의한다(45CFR46.102(e)(5)). 개인식별자의 보편적인 목록은 존재하지 않지만, 미국 「건강보험 양도 및 책임에 관한 법(Health Insurance Portability and Accountability Act, 이하 'HIPAA'이라 한다)」 프라이버시 규칙(Privacy Rule)에 나열된 18개 식별자(예를 들어, 연구참여자 성명, 생년월일)는 연구자가 데이터셋을 비식별화할 경우, 데이터셋에서 제거를 고려해야 하는 합리적인 식별자이다(USHHS, 2015a, 2015b).[13)]

데이터셋의 비식별화에 대한 전제는 모든 개인식별자를 제거하면 데이터를 보는 사람이 연구참여자의 신원을 확인할 수 없다는 것이다. 그러나 데이터셋을 비식별화한 후에도 누군가가 관심을 가지고 재식별할(re-identified) 수단이 있다면, 연구참여자를 재식별할 수 있는 약간의 위험이 남게 된다. 따라서 연구자들과 윤리학자들은 데이터가 진정으로 비식별화될 수 있는 정도에 대해 논쟁하기도 한다.

---

12) '개인식별자'는 단일 또는 조합을 통해 개인을 직접 식별할 수 있는 속성을 의미한다.

13) The HIPAA Privacy Rule에 대한 자세한 내용은 HHS 홈페이지를 참고하기 바란다. https://www.hhs.gov/hipaa/for-professionals/privacy/index.html

일반적으로 연구자가 처음부터 연구팀 외부의 연구자와 데이터를 공유할 계획(예를 들어, 2차적 데이터 분석)이 있어 데이터를 공개적으로 사용할 수 있도록 하거나 데이터를 장기간 보관하고자 하는 경우에는, 연구참여자의 데이터셋을 비식별화해야만 한다. 데이터셋을 적절하게 비식별화하려면, 수집된 정보의 유형에 따라 상당한 노력이 필요할 수 있다. 정량적 데이터셋에서 식별자를 제거하거나 마스킹(masking)하기 위한 수많은 절차가 존재한다. 예를 들어, HIPAA 프라이버시 규칙을 따라야 하는 연구의 정량적 데이터셋에서 모든 HIPAA 식별자를 제거하려면 특정 절차가 필요하다(USHHS, 2015a, 2015b).

정성적 데이터를 비식별화하는 절차는 그렇게 간단하지 않다. 전반적으로 질적 데이터를 비식별화하는 것은 매우 어렵다. 연구자는 일반적으로 인터뷰 녹취록에서 쉽게 식별할 수 있는 데이터를 수정한다. 예를 들어, '내 친구 밥(my friend Bob)'과 같이 연구참여자가 말한 성명은 삭제하고, 일반적인 설명('내 친구') 또는 가명으로 대체한다. 그러나 이 단계만으로는 정성적 데이터가 비식별화되지 않을 가능성이 높다. 매우 구체적이거나 특이한 경험에 대한 내용을 포함하여 연구참여자의 신원을 보호하기 위해 녹취록에서 수정해야 할 부분이 더 많을 수 있다. 따라서 사회행동과학자는 데이터를 비식별화하기 위해 많은 양을 수정해야 하는 경우, 정량적 · 정성적 데이터의 질과 다른 사람이 유효한 해석을 할 수 있도록 필요한 내용이 여전히 남아 있는지 여부를 염두에 두어야만 한다.

데이터를 공유하거나 보관하기 위해 비식별화할 때, 개인식별자를 연구데이터에 연결하는 마스터 목록(master list)을 반드시 파기할 필요는 없다. IRB는 종종 원래(original) 연구자가 연구참여자의 성명을 식별번호와 연결하는 마스터 목록을 유지하도록 허용하지만, 이 목록은 공유되지 않고 안전하게 보관되어야 한다.

추가 질문? 18, 20 그리고 24 질문 참고

질문

20

What makes data anonymous?

데이터를 익명화한다는 것은 무엇인가?

데이터가 연구참여자의 식별자와 연결될 수 없는 경우, 그 데이터는 익명이다. 다시 말해 데이터를 통해 연구참여자의 신원을 확인할 수 없다는 것을 의미한다. 데이터가 진정으로 익명화된 경우, 연구팀조차도 연구참여자의 신원을 확인할 수 없다. 연구자는 종종 낙인찍힐 우려가 있거나 불법적인 행동에 관한 연구를 위해 데이터를 익명으로 수집하는 것을 선택한다. 이렇게 하면 권한이 없는 사람이 데이터에 접근하거나 2차적 분석을 위해 의도적으로 다른 연구자와 데이터를 공유한 경우에도, 연구자가 연구참여자의 식별정보를 수집하지 않아 전혀 알지 못하기 때문에 연구참여자의 신원을 알아낼 수 없다. 중요한 것은 데이터가 윤리적인 것으로 간주되기 위해 익명화할 필요는 없다는 것이다. 즉, 식별 가능한 데이터의 비밀보장 위반을 막기 위해 보안 절차를 이용하는 것만으로도 윤리적으로 충분하다. 추가적인 보호가 필요한 특정 상황에서만 익명으로 데이터를 수집하는 것이 바람직하다. 그러나 일부 연구자는 연구주제가 민감한지 여부에 관계없이, 연구참여자가 연구 질문에 답을 함에 있어서 연구참여자의 식별자가 필요하지 않기 때문에 익명으로 데이터를 수집하기도 한다.

익명으로 데이터를 수집하려면 몇 가지 요소를 고려해야만 한다. 첫째, 연구 설계가 중요하다. 익명으로 데이터를 수집하는 것은 종단연구(longitudinal research)와 같이 동일한 연구참여자와 여러 차례 상호작용을 하여 데이터를 연결해야 하는 연구에서는 비현실적인 선택지일 가능성이 있다. 이러한 상황에서 연구자는 연구참여자의 성명을 연구참여자 식별번호에 연결하는 마스터 목록을 유지하여 각 시점에서 동일한 연구참여자로부터 데이터를 수집할 수 있도록 해야 한다. 따라서 이 목록에 접근할 수 있는 모든 사람이 연구참여자를 식별할 수 있다. 자신의 데이터가 익명으로 유지되기를 원하는 연구자는 일회성 인터뷰나 설문조사와 같이 연구참여자와 단 한 번의 상호작용만 하는 연구 설계를 고려해야 한다.

둘째, 데이터를 수집하는 방법을 고려해야 한다. 예를 들어, 연구자(또는 연구팀의 다른 구성원)가 연구참여자와 직접 만나 인터뷰나 설문조사를 수행하는 경우, 익명으로 데이터를 수집하는 일이 불가능하다. 대면으로 인터뷰를 하지만 연구자가 연구참여자의 성명을 모르거나 다른 식별자가 없더라도 그 사람이 어떻게 생겼는지 알 수 있기 때문에 그 사람을 식별할 수 있다. 연구의 주제에 따라, (정보공개에 대한 논의와 상관없이) 연구참여자로 식별되는 것이 연구참여자가 잠재적으로 낙인찍히게 만들 수 있다. 유사한 이유로 연구자가 익명으로 데이터를 수집하려는 경우, 연구참여자가 시각적으로 식별될 수 있기 때문에 연구자는 비디오를 녹화하거나 사진을 찍을 수 없다. 연구참여자의 목소리는 지문과 같이 고유하여 식별 가능한 것으로 간주되기 때문에 음성을 녹음한 인터뷰 데이터도 익명으로 간주되지 않는다.

셋째, 수집할 데이터의 종류를 고려해야 한다. 익명으로 데이터를 수집하는 경우, 연구참여자를 식별할 수 있는 어떤 정보도 수집할 수 없다. 이 정보에는 예를 들어, 연구참여자의 성명, 이메일 주소, 생년월일이 포함된다. 18개의 특정 식별자는 미국 HIPAA 프라이버시 규칙에 나열되어 있다(USHHS, 2015b). 「가족 교육권 및 프라이버시에 관한 법률(Family Educational Rights and Privacy Act Regulations, FERPA)」은 직간접 식별자 목록을 제공한다(USDE, 2017). 문신에 대한 설명과 같이 일부 식별자는 특정 연구참여자에게 고유한 것일 수 있으므로 이것이 알려질 경우 참여자가 식별될 수 있다.

인종, 성적 지향, 연령과 같은 식별자의 조합은 일부 상황, 특히 연구가 작은 마을이나 지역사회에서 수행되는 경우, 연구참여자의 신원을 드러낼 수 있다.

이론적으로 모든 개인식별자가 데이터에서 제거되고 신원과 데이터를 연결하는 모든 문서가 파기되면, 본래 개인식별자가 수집된 데이터라 하더라도 익명 데이터라고 할 수 있다.

궁극적으로 진정한 의미에서 익명으로 데이터를 수집하는 것은 어려울 수 있다. 종종 연구자들은 데이터에 대한 접근을 허용하거나 연구참여자와 장기적인 연락을 유지하기 위해 식별정보를 알고 싶어 한다. 연구참여자의 식별자를 수집해야 하지만 다른 사람이 연구에서 연구참여자의 신원을 잠재적으로 확인할 수 있는 부정적인 영향에 대한 우려가 있는 경우, 엄격한 절차를 사용하여 연구 데이터의 비밀을 보호하고 구두동의(verbal consent)를 얻는 것을 고려하여 연구참여자의 성명이 연구와 연결되지 않도록 한다.

추가 질문? 19, 23 그리고 25 질문 참조

질문

21

When is information (or behavior) considered private rather than public, and how can private information be used in research?

정보(또는 행동)가 언제 공적인 것이 아닌 사적인 것으로 간주되며, 사적정보를 연구에 어떻게 사용할 수 있는가?

환자가 건강검진 중에 의사에게 우울하다고 말할 때와 같이 사적인 장소에서 정보가 제공되는 경우, 환자는 그 정보가 비공개로 유지되고 연구와 같은 다른 목적으로 사용되지 않을 것이라는 합리적인 기대를 갖는다. 연방연구규정에 따르면 "개인정보에는 개인이 관찰 또는 기록되지 않을 것이라고 합리적으로 기대할 수 있는 상황에서 발생하는 행동에 대한 정보와 개인이 특정 목적을 위해 제공했지만 공공에게 공개되지 않을 것이라고 합리적으로 기대할 수 있는 정보(예를 들어, 의무기록)가 포함된다."고 명시되어 있다(45CFR46.102(e)(4)). 정보가 공공장소에서 제공되는 경우, 특히 온라인 뉴스 기사에 대한 댓글과 같이 민감하지 않은 정보는 사람들의 사생활 보호에 대한 기대가 일반적으로 훨씬 더 낮다.

그러나 다른 상황은 특히 사람들이 공공장소에서 사적인 것으로 인식되는 정보를 공유하는 경우에는 그렇게 간단하지 않다. 예를 들어, 연구자가 동의 없이 커피숍에서 두 친구 사이의 대화를 듣고 이를 연구 목적으로 사용하는 것은 윤리적인가? 비록 개인들이 공공장소에서 의사소통을 하였다고 하더라도 그들은 자신들의 대화가 사적인 것이라고 믿고 이 정보가 비공개로 유지될 것이라는 인식을 가질 수 있다. 즉, 아무도 자신들이 말하는 것을 듣고 기록하지 않을 것이라고 생각할 수 있다. 연구자로서 스스로에게 물어봐야 할 좋은 질문은 다음과 같다. 만약 그들이 자신들이 말한 내용을 연구자가 연구 목적으로 사용한다는 사실을 알게 되면, 자신들의 사생활이 침해되었다고 생각하지 않을까?

연방연구규정의 렌즈(lens)를 통해 위에서 제시한 상황을 검토하면, 환자와 의사 간의 대화는 사적인 것으로 간주되며, 연구자가 환자에게 동의를 얻거나 환자에 관한 어떠한 식별 가능한 정보도 수집하지 않는 경우를 제외하고 연구자는 해당 정보를 연구 데이터로 사용할 수 없다. 마찬가지로 커피숍에서 두 사람 사이의 대화는 사적정보로 간주된다. 왜냐하면 사람들은 자신들의 대화가 자신들이 알지 못하는 사이에 기록되거나 공개되거나 연구에 포함되지 않을 것이라고 합리적으로 기대할 것이기 때문이다. 그러나 (일부의 경우) 연구자는 식별 가능한 정보를 대화 데이터와 연결하지 않기만 하면 이 정보를 계속 관찰하고 분석할 수 있다. 공개 토론회 및 공개 연설에서 온라인으로 작성된 댓글은 공개된 정보로 간주되며[14] 일반적으로 충분한 정보에 의한 동의 없이도 연구 목적으로 사용할 수 있다.

추가 질문? 60, 70 그리고 72 질문 참조

14) 「생명윤리 및 안전에 관한 법률」에서는 "일반 대중에게 공개된 정보를 이용하는 연구"를 기관위원회의 심의를 면제할 수 있는 인간대상연구 중 하나로 정하고 있다(법 제15조 제2항 및 동법 시행규칙 제13조 제1항).

질문 22

What can I do to protect participants' privacy during data collection and reporting?

데이터를 수집하고 연구결과를 보고하는 동안 연구참여자의 사생활을 보호하려면 어떻게 해야 하는가?

데이터를 수집하는 동안 다른 사람이 연구 활동에 참여하는 연구참여자를 보거나 인터뷰에서 공유한 정보를 들을 가능성을 배제시켜야만 한다. 일반적으로 모든 연구의 상호작용은 다른 사람이 보거나 대화를 들을 수 없는 사적인 장소에서 이루어져야 한다. 그러나 공공도서관과 같은 중립적인 장소에서 인터뷰를 하는 것이 바람직한 경우가 많다. 이는 연구참여자의 사생활이 보호되는 한 허용된다. 드문 경우이긴 하지만, 연구참여자가 인터뷰 과정에 배우자나 다른 가족구성원 같은 사람들이 참석하기를 원할 수도 있다. 사생활 보호의 관점에서 보면, 연구참여자가 요청하는 경우에는 허용된다. 그러나 다음과 같은 요소를 고려해야 한다. 질문이 얼마나 민감한가? 연구참여자가 인터뷰에서 논의한 정보를 다른 사람과 공유할 것인가? 참여자가 다른 사람 앞에서 덜 진실할 가능성이 있는가? 이러한 질문에 대한 답이 "예"라면, 이 사람을 연구에 포함시키지 않는 것이 가장 좋다.

연구결과를 보고할 때 연구참여자가 식별되지 않는 방식으로 데이터를 제시해야만 한다. 이것은 특히 데이터를 설명하기 위해 일반적으로 연구참여자의 인용문(quote)을 제시하는 질적 연구에서 중요하다. 인용문에 연구참여자의 젠더(gender)와 연령과 같은 인구통계학적 정보를 포함하는 것은 윤리적으로 허용되지만, 인용문에서 제공된 인구통계학적 정보가 인용문의 내용과 결합되어 연구참여자를 식별할 수 있는 잠재성이 있는지 여부를 평가해야만 한다. 또한 작은 마을이나 지역사회에서 연구가 수행되는 경우, 연구참여자의 신원을 숨기는 것이 어려울 수 있다. 어떤 상황에서는 저자의 소속이 원고에 포함되어 있거나 온라인에서 쉽게 검색할 수 있는 경우, 연구대상 집단의 지리적 위치를 숨기는 것이 어려울 수도 있다. 질적 연구결과를 발표하는 경우, 연구참여자에 대한 어떤 정보와 인용문 중 일부를 포함시킬 것인지를 결정할 때 이러한 요소들을 고려해야 한다.

추가 질문? 56, 59 그리고 72 질문 참조

질문

23

What can I do to protect the confidentiality of information collected?

수집한 정보의 비밀을 보호하려면 어떻게 해야 하는가?

연구자는 연구 중에 연구팀 외의 사람이 연구참여자가 공유해준 정보에 접근할 수 있는 가능성을 배제하는 절차를 마련해야만 한다. 사람의 실수로 인해 예상치 못한 침해가 발생할 수 있기 때문에 연구참여자의 데이터에 대한 비밀은 완전히 보호되거나 보장될 수 없다. 연구 데이터가 있는 컴퓨터가 도난당하거나, 데이터가 안전하지 않거나 암호로 보호되지 않은 서버에 저장될 수 있으며, 현장노트(field notes)[15)]를 분실하거나, 연구자가 책상에 녹취록을 두고 퇴근할 수 있다. 이러한 실수로 인해 데이터에 접근 권한이 없는 사람이 연구참여자의 정보에 접근하여 읽을 수 있다.

다행히 비밀보장의 침해 가능성을 실질적으로 막기 위해 취할 수 있는 몇 가지 기본단계가 있다.

- 설문지, 현장노트, 사진, 오디오 및 비디오 녹화를 포함한 모든 출력물 및 전자문서에 연구참여자 성명 대신 연구참여자 식별번호를 사용한다.
- 반드시 필요한 개인식별자만 수집한다. 만일 데이터에 대한 비밀보장이 침해되어 발생하는 위험이 연구참여자에게 심각한 해를 끼칠 수 있는 경우라면 개인식별자를 수집하지 않는 것을 고려한다.
- 이동 중 비밀보장 침해가 발생할 수 있다. 현장에서 데이터를 수집한 후 작성된 설문지, 현장노트 및 녹음 장치를 가지고 즉시 연구실로 돌아와

15) 현장노트(field notes)는 현장에서 관찰 대상의 말, 행동, 사건, 그 외의 변화 등을 기록하는 것으로 현장에서 발생하는 현상을 이해하는데 중요한 자료로 활용된다.

적절하게 기록하고 그것을 저장한다. 가능하면 데이터 수집 현장을 떠나기 전에 오디오 녹음을 클라우드(cloud)와 같은 안전한 장소에 업로드한다. 오디오 파일이 보안서버에 저장되는 즉시 녹음 장치에서 인터뷰 내용을 삭제한다.

- 모든 전자문서 파일을 암호로 보호하고, 보안서버 또는 암호로 보호된 컴퓨터에 저장한다.
- 수기로 작성한 인터뷰 노트와 인쇄된 녹취록과 같은 모든 출력물인 연구 기록은 잠금장치가 있는 문서장에 보관한다.
- 휴대용 USB에 연구 기록을 저장하지 않아야 한다. 이러한 임시저장장치에 일시적으로 저장하는 것이 필요할 경우, 기록은 가능한 한 빨리 보안서버에 복사하고, 보안이 취약한 임시저장장치에서 해당 기록을 삭제해야 한다.
- 필수 연구진만 연구파일에 접근할 수 있도록 제한한다.
- 서명된 동의서 및 연구참여자 성명이 포함된 기타 문서[예를 들어, 연구참여자 마스터 목록 및 연락처 정보지(information sheets)]를 연구참여자의 데이터가 포함된 문서와 분리하여 보관한다. 위에서 언급한 파일의 출력물은 별도의 잠금장치가 있는 문서장에 보관해야 한다. 전자파일은 별도의 전자 폴더에 보관해야 하며, 서로 다른 암호를 설정해야 한다. 예를 들어, 인터뷰 녹취록과 연구참여자 마스터 목록에 동일한 암호를 사용해서는 안 된다.
- 재식별이 필요하지 않은 경우, 연구참여자 식별자의 마스터 목록과 같이 연구참여자를 재식별할 수 있는 모든 문서를 연구가 완료된 후 가능한 한 빨리 파기한다.[16)]

추가 질문? 25, 88 그리고 99 질문 참조

16) 번역문에서는 연구참여자를 재식별할 수 있는 모든 문서를 연구가 완료된 후 가능한 한 빨리 파기해야 한다고 설명되어 있으나, 국내「생명윤리 및 안전에 관한 법률」제19조 제1항에 따르면 "인간대상연구자는 인간대상연구와 관련한 사항을 기록 · 보관하여야 한다". 그리고 동법 시행규칙 제15조 제1항에 따르면 인간대상연구와 관련된 기록(전자문서를 포함한다)은 연구계획서 및 해당 연구를 심의한 기관위원회의 심의 결과(변경되었을 경우에는 변경된 연구계획서와 심의 결과를 포함한다), 연구대상자로부터 받은 서면동의서 또는 같은 조 제3항에 따른 기관위원회의 서면동의 면제 승인서, 개인정보의 수집 · 이용 및 제공 현황, 연구 결과물 등이 포함된 연구 종료 보고서 및 연구의 진행과정 및 결과에 대한 기관위원회의 조사 · 감독 결과이며, 해당 기록을 연구가 종료된 시점부터 3년간 보관하도록 정하고 있다.

질문 24

When must I share study data—and participant names—with individuals outside of the research team?

연구 데이터와 연구참여자의 성명을 연구팀 외 사람과 언제 공유해야만 하는가?

사회행동과학에서는 드물지만 연구팀 외의 사람이 연구 데이터를 살펴봐야 하는 상황이 있다. 예를 들어, IRB는 학대에 관한 연구에서 연구참여자의 불만 제기나 데이터 위조/변조 혐의를 조사하기 위해 연구 데이터를 검토해야 할 수 있다. 또한 연구비 지원기관이 필요하다고 판단한 경우에도 연구 데이터를 볼 수 있다. 연구팀 외의 사람들이 연구참여자의 데이터에 접근할 수 있다는 것을 잠재적인 연구참여자에게 알리기 위해, 연구자는 충분한 정보에 의한 동의 획득 과정에서 연구 데이터에 접근할 수 있는 모든 가능한 집단을 공개하는 경우가 많다. 이러한 방식으로 연구참여자가 연구 참여에 대한 결정을 내릴 때, 누가 자신의 정보를 볼 수 있는지를 충분히 알 수 있다.

연구참여자나 다른 사람의 안전을 보장하기 위해 필요한 경우, 연구팀 외의 사람과 연구 데이터 및 연구참여자의 성명을 공유해야 할 수 있다. 미국에서는 주법(state laws)에 따라 다양하지만, 대부분은 의사, 간호사, 교사, 지도상담사(guidance counselors) 및 사회복지사와 같은 '신고의무자(mandatory reporters)'라고 불리는 특정 개인이 아동학대나 노인학대 또는 방임에 대해 인지하게 된 바를 관계 당국과 공유하도록 요구한다. 이러한 상황에서는 연구참여자나 다른 사람의 안전을 보호하기 위해 비밀보장과 사생활에 대한 침해가 필요할 수 있다.

만일 연구 과정에서 연구참여자 자신이나 다른 사람의 안전에 대한 정보를 공개할 가능성이 있다면, 연구자는 주법(state laws)을 살펴보고 연구자가 속한 기관의 법률 상담자에게 문의해야 한다. 이를 통해 연구자가 신고의 무자로 간주되는지를 확인해야 하고, 연구자의 연구가 모든 적용 가능한 법률과 전문직 윤리의 요구사항을 준수하는지 여부를 결정해야 한다. 만일 연구자가 보고해야 하는 정보의 공개로 이어질 수 있는 주제에 대한 연구를 수행한다면, 동의 과정에서 연구참여자나 다른 사람에게 미칠 수 있는 잠재적인 해(harm)에 대해 공유하는 모든 정보가 관계 당국에 보고될 것이라는 점과 이로 인해 법적 조치를 받을 수 있음을 잠재적인 연구참여자에게 알려야만 한다.

추가 질문? 25, 93 그리고 94 질문 참조

질문 25

What is a certificate of confidentiality?

비밀보장증명서란 무엇인가?

비밀보장증명서(certificate of confidentiality)[17]는 연구참여자의 신원을 포함하여 연구참여자의 데이터가 지역, 주 및 연방당국에 강제로 공개되지 않도록 함으로써 연구자를 보호하는 것이다. 비밀보장증명서를 발급받은 연구자는 당국으로부터 연구참여자의 정보 제공을 요청받더라도 이를 거부할 수 있다. 비밀보장증명서가 없으면 연구자는 법률에 따라 연구참여자의 데이터와 신원을 공개해야 할 수 있다. 예를 들어, 연구참여자의 데이터가 민사사건 또는 형사사건으로 인해 소환된 경우가 이에 해당한다.

누가 연구를 수행하거나 연구비를 지원하는지에 관계없이, 비밀보장증명서는 미국 국립보건원(National Institutes of Health, NIH)과 미국 보건부(Department of Health and Human Services, DHHS)에서 연구자의 기관에 발급한다. NIH는 식별 가능하고 민감한 정보를 수집하거나 사용하는 NIH 지원 연구에 대해서는 자동으로 비밀보장증명서를 발급한다. NIH는 "식별 가능하고 민감한 정보"를 "생명의학, 행동, 임상 또는 기타 연구 과정에서 수집되거나 사용되는 개인에 대한 정보로써 다음과 같은 상황이 발생할 수 있는 경우를 의미한다. 즉, 개인이 식별되거나 최소한의 매우 적은 위험이 있는 경우, 정보의 일부 조합이나 정보에 대한 요청 및 기타 이용 가능한 데이터 출처를 사용하여 개인의 신원을 추론할 수 있다."고 설명한다[Public Health

17) 비밀보장증명서는 제3자에게 정보를 노출하지 않겠다는 내용을 약정한 문서이다.

Service Act, 공공보건서비스법(42 U.S.C 241의 301(d))]. 다른 곳에서 연구비를 지원받는 연구자라고 하더라도 건강 관련 연구의 일부로 연구참여자로부터 식별 가능하고 민감한 정보를 수집할 때, NIH에 비밀보장증명서를 요청할 수 있다.

중요한 것은 비밀보장증명서가 있다고 해서 연구자가 연구참여자에 대한 정보를 당국과 공유할 수 없다는 의미는 아니다. 예를 들어, 연구참여자가 누군가를 해칠 계획을 공개한다면, 연구자는 당국에 연락해야 할 수 있다. 비밀보장증명서는 연구자가 비자발적이고 강제적으로 연구 관련 정보를 공개하는 일만을 방지한다.

추가 질문? 12, 23 그리고 98 질문 참조

질문

26

What privacy laws must I follow?

연구자는 어떤 프라이버시 법을 따라야만 하는가?

만일 연구자가 미국 공립학교에서 연구를 수행할 계획이라면, 「가족 교육권 및 프라이버시에 관한 법률(FERPA)」을 숙지해야 한다. 이 법은 "부모가 자녀의 교육 기록에 접근할 수 있는 권리, 기록 수정을 요구할 권리 그리고 교육 기록에 있는 개인식별정보의 공개에 대해 어느 정도 통제할 수 있는 권리를 제공한다"(USDE, 2017). 이 법에는 연구 목적으로 학생 교육 기록에 접근할 때 따라야만 하는 충분한 정보에 의한 동의 관련 규정이 설명되어 있다. 몇 가지 예외적인 경우를 제외하고, 연구자가 18세(또는 특정 주에서 성년 연령) 미만인 학생의 기록에 접근하고 식별 가능한 정보를 수집하려면 부모의 동의가 필요하다. 학생의 기록에서 식별할 수 없는 데이터를 수집하는 경우에는 부모의 동의가 필요하지 않을 수 있다.

만일 연구자가 의료 환경에서 연구를 하거나 환자를 대상으로 연구를 수행할 계획이라면, 「건강보험 양도 및 책임에 관한 법(HIPAA)」을 숙지해야 한다(USDHHS, 2015a, 2015b). HIPAA 프라이버시 규칙의 목적은 의료서비스를 받거나 의료비를 지불할 때 개인이 제공하는 개인 건강정보뿐만 아니라 개인의 (전자) 의무기록에 있는 정보를 보호하는 것이다. 종종 본래 건강관리 목적으로 수집된 정보가 사회행동과학연구 관련 질문에 답하는데 사용될 수 있다. 예를 들어, 기존 의무기록 데이터를 분석하여 심장질환과 정신건강 사이의 연관성을 조사하거나 심장질환 환자를 식별하여 영양에 대한 인터뷰에 참여시키려는 경우, HIPAA 프라이버시 규칙을 준수해야 한다. 만일 연구자가 환자를 대상으로 연구를 하거나 의무기록을 사용하여 연구를 수행할 계획이라면, HIPAA 프라이버시 규칙을 준수하는 방법을 결정하기 위해 연구자 소속 기관에 문의하면 된다.

추가 질문? 33, 52 그리고 53 질문 참조

참고문헌

Ember, C., & Hanisch, R. (2013). *Sustaining domain repositories for digital data: A white paper.* Retrieved from http://datacommunity.icpsr.umich.edu/sites/default/files/WhitePater_ICPSR_SDRDD_121113.pdf

Federal Education Rights and Privacy Act (FERPA), 20 U.S.C. § 1232g. See http://familypolicy.ed.gov/faq-page/ferpa-parents-and-eligible-students#t52n50

Folkman, S. (2000). Privacy and confidentiality. In B. D. Sales & S. Folkman (Eds.), *Ethics in research with human subjects* (pp. 13-25). Washington, DC: American Psychological Association.

Health Insurance Portability and Accountability Act (HIPPA), 42 U.S.C. § 1320.

National Institutes of Health. (2017). *Certificates of Confidentiality* (CoC) Kiosk. Retrieved from https://humansubjects.nih.gov/coc/index

U.S. Department of Education. (2017). *Protecting student privacy: What is the Family Educational Rights and Privacy Act (FERPA)?* Retrieved from https://studentprivacy.ed.gov/

U.S. Department of Health and Human Services, Office for Civil Rights. (2015a). *Guidance regarding methods for de-identification of protected health information in accordance with the Health Insurance Portability and Accountability Act (HIPAA) Privacy Rule.* Retrieved from https://www.hhs.gov/hipaa/for- professionals/privacy/special-topics/de-identification/index.html

U.S. Department of Health and Human Services, Office for Civil Rights. (2015b). *Health Insurance Portability and Accountability Act (HIPAA) Privacy Rule.* Retrieved from https://www.hhs.gov/hipaa/for-professionals/privacy/index.html

CHAPTER 4

취약한 인구집단 보호

Protecting Vulnerable Populations

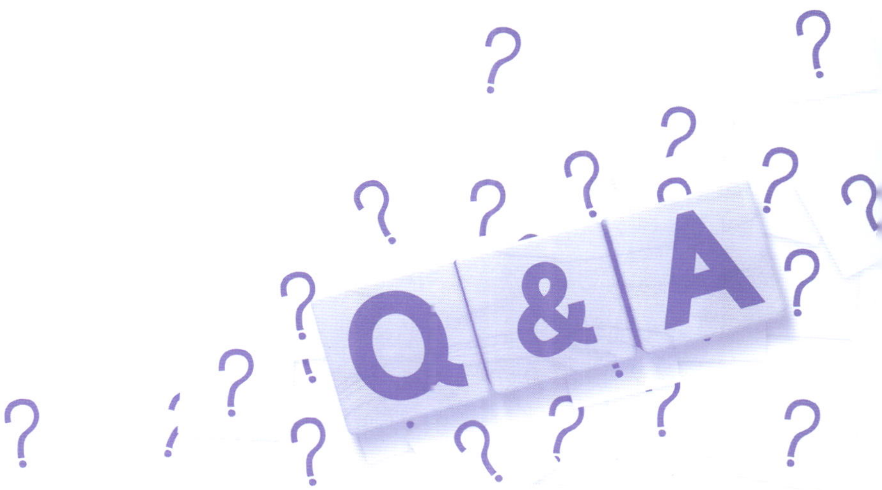

질문 27

What kinds of participants are considered vulnerable in research, and what are some ways to protect vulnerable participants?

연구에서 취약하다고 간주되는 연구참여자의 유형과 취약한 환경에 있는 연구참여자를 보호하는 방법에는 어떤 것이 있는가?

어떤 사람들은 연구라는 맥락 속에서 착취와 해에 특히 취약할 수 있다. 대부분의 연구자, 학자, IRB 위원은 취약한 개인을 보호하기 위해 특별한 노력을 기울여야 한다는 데 동의한다. 연방연구규정이 일부 특정 인구집단을 취약하다고 다루지만, 누가 취약한지를 결정하는 엄밀한 공식은 없으며 적절한 보호에 대해서도 의견 차이가 존재한다.

벨몬트 보고서(1979)는 '자율성이 부족한 사람'이란 이해력에 영향을 미치는 어린 나이, 질병이나 장애가 있거나 자발적으로 연구 참여를 거부할 수 있는 능력을 제한받을 수 있는 상황으로 인해 자기결정능력이 없는 개인을 말하며, 이들을 보호해야 한다는 요구사항을 단언하고 있다. 취약성(vulnerabilities)은 연구 참여와 관련된 잠재적 위험을 적절하게 판단하거나 연구 참여를 거부할 수 있는 개인의 능력에 영향을 미칠 수 있다. 그러나 넓게 생각해보면 연구에 있어 취약성은 자기결정능력 이상에 관한 것이다. 건강한 성인에게 최소위험을 초래하는 연구 활동이 아동, 특정 신체적 · 정신적 질병이 있는 개인이나 불법적인 행동에 가담한 개인에게는 더 위험할 수 있다. 예를 들어, 성인의 성 정체성과 행동에 대한 사적정보에 비해 아동의 성 정체성이나 행동에 대한 사적정보가 연구 외부에 알려지는 경우, 성인보다 아동에게 더 많은 사회적 해를 미칠 수 있다. 연구주제도 중요하다. 마약 사용에 대한 설문조사에 참여하는 사람은 과일이나 채소 섭취량에 대한 설문조사에 참여한 채식주의자보다 비밀보장 침해로 인한 해를 입을 위험이 더 클 것이 분명하다.

연방연구규정은 임신부, 태아, 신생아, 수감자, 아동을 특히 취약하다고 식별한다. 이러한 인구집단에 대한 추가적인 보호는 45CFR46, Subpart B(임신부, 태아, 신생아), Subpart C(수감자), Subpart D(아동)에 설명되어 있다. 이외에도 연방연구규정은 연구계획서를 검토할 때 IRB에 제안된 연구에서 대상으로 하는 인구집단에 대한 지식이 있고, 이들을 대상으로 연구를 수행한 경험이 있는 사람을 포함하고, 연구와 관련될 수 있는 특수한 문제를 고려하며, "아동, 수감자, 의사결정능력이 손상된 개인 또는 경제적이나 교육적으로 혜택을 받지 못한 사람 등과 같이 강요나 부당한 영향력에 취약한" 연구참여자를 보호하기 위한 추가적인 보호조치에 대한 고려를 지시한다(45CFR46.107(a)). 다른 연구지침 및 윤리학에 근거하여, 연구에서 취약하다고 간주되는 사람들은 아래에 해당하는 개인을 포함할 수 있다.

- 말기암 환자와 같이 치료에 대한 제한된 선택지를 가진 환자
- 강간 생존자 및 난민과 같은 외상사건을 경험한 사람
- 사회적으로 낙인찍힌 사람, 불법적인 행동에 가담한 사람, 마약 사용자, 성소수자[여성동성애자(Lesbian), 남성동성애자(Gay), 양성애자(Bisexual), 성전환자(Transgender), 성 정체성을 고민하는 사람(Questioning), LGBTQ]와 같이 역사적으로나 정치적으로 소외된 집단의 구성원인 사람
- 학생이나 직원과 같이 연구자와 불균형적인 권력을 지닌 사람

위의 목록은 절대적으로 완전한 것은 아니다. 그리고 우리가 인간의 삶과 행동에 대해 더 많이 알게 되면, 연구 참여에 영향을 미치는 새로운 취약성이 나타날 수 있다.

일부 학자들은 인구통계에 기반한 취약성에 대한 범주적 접근방법(categorical approach)을 거부한다(DuBois et al., 2012; Kipnis, 2001). 즉, 어떤 인구집단의 구성원이 무조건 취약한 것으로 간주되어서는 안 된다는 것이다. 취약성은 개인 내에 존재하는 것이 아니다. 오히려 취약성은 특정 상

황에서 발생한다. 실제로 연구자와 연구참여자 사이의 고유한 권력(inherent power) 차이로 인해 어떤 연구참여자는 착취나 신체적 · 심리적 · 사회적 해 또는 존엄성에 대한 해에 취약할 수 있다. 각 연구에 있어 구체적인 위험, 이득, 요구사항은 연구참여자의 잠재적인 취약성과 추가적인 보호조치에도 영향을 미친다. 그러나 취약성에 대한 범주적 접근방식은 초보 연구자에게 일반적으로 취약하다고 간주되는 개인의 연구 참여에 대해 특별한 고려사항이 필요함을 경고할 수 있다는 점에서 여전히 유용하다.

연구자가 수행하는 연구가 취약하다고 간주될 수 있는 사람을 포함한다면, 법적으로 요구될 수 있는 보호를 포함하여 취약하다고 간주되지 않는 성인 지원자에게 일반적으로 요구되는 것 이상의 보호를 윤리적으로 해야 한다. 질문 28번부터 33번에서는 특정 인구집단에 속해 있는 연구참여자에 대한 보호를 논의하지만, 일반적으로 이러한 보호에는 아래의 내용이 포함될 수 있다.

- 특정 유형의 연구에서 제외. 예를 들어, 연구결과가 향후 수감자 집단에게 특별히 이득이 되지 않을 경우에는 일반적으로 수감자의 연구 참여는 금지된다.
- 대리의사결정자의 참여. 아동을 대상으로 하는 연구는 일반적으로 부모의 허락(permission)이 필요하다. 의사결정능력이 결여된 성인을 대상으로 하는 연구는 법적으로 권한을 위임받은 대리인(legally authorized representative)의 동의가 필요할 수 있다.
- 연구참여자의 옹호자(advocate) 참여. 가출 청소년이나 성소수자인 청소년과 같이 부모의 허락을 받는 것이 비현실적이거나 연구참여자에게 해를 끼칠 수 있는 특정 상황에 있는 청소년을 대상으로 하는 연구는 부모의 허락 없이 수행될 수 있다. IRB는 위험과 이득에 대한 적절한 이해와 고려를 보장하기 위해 연구와 관련되지 않은 사람이면서 연구참여자의 입장을 옹호해줄 수 있는 사람의 참석을 요구할 수 있다.

- 동의 과정을 제3자가 관찰하거나 모니터링(monitoring). 이는 잠재적인 연구참여자의 문해력(literacy)이 제한적일 수 있는 연구에서 적절할 수 있다.
- 연구참여자로 등록하기 전에 연구 목적, 위험, 이득과 요구사항에 대한 이해도를 공식적으로 평가. 이는 포함기준에서 모두 또는 대부분의 잠재적인 연구참여자가 감소된 의사결정능력을 가지고 있고, 연구가 최소위험을 초과할 것이라고 시사하는 연구에서 가장 적절하다.
- IRB의 지속심의(continuing review)가 더 자주 이루어지게 한다. 예를 들어, 매년이 아닌 6개월마다 지속심의를 한다. 이러한 지속심의를 통해 IRB는 특정 취약한 집단이 불균형적으로 등록되지 않았는지를 확인하거나 예상되는 해의 빈도를 확인할 수 있다.
- 정서적인 문제에 대한 공식적인 선별검사(screening)와 같이 위험을 최소화하기 위한 추가적인 검사나 기타 유형에 대해 모니터링을 한다.
- 연구참여자의 자발성을 향상시키는 연구 절차. 예를 들어, 교사가 자신의 학생을 대상으로 설문조사를 하기를 원하는 경우, 그 교사가 어떤 학생이 참여했는지를 알아낼 수 없도록 제3자가 설문지를 배포하고 수집할 수 있다.

모든 연구에는 착취와 해로부터 연구참여자를 보호하고, 연구의 직간접적인 이득에 대한 동등한 접근을 제공하는, 두 가지 중요한 목표에 균형을 맞추는 것이 필요하다. 취약한 집단은 잠재적인 이득을 공유할 수 없을 정도로 극단적으로 연구에서 제외되어서는 안 된다. 연구자는 윤리적 쟁점과 특별한 보호에 대해 더 고민해야 한다는 이유만으로 취약한 집단을 대상으로 연구를 수행하는 것을 주저해서는 안 된다.

추가 질문? 28~33 질문 참조

질문 28

What ethical issues should I consider when conducting research with prisoners?

수감자를 대상으로 연구를 수행할 때 어떤 윤리적 문제를 고려해야 하는가?

감금은 연구 참여에 관한 자발적인 결정을 내리기 위한 수감자의 능력에 영향을 미칠 수 있다. 교도소 환경의 역학관계는 자유로운 선택의 가능성을 완전히 배제시킬 수 있다. 그러나 범죄행위에 대한 사회적 이해를 높이고, 수감자의 건강과 안녕을 개선하기 위해 수감자를 대상으로 하는 연구가 필요하다.

역사적으로 미국의 수감자들은 연구에서 착취당해왔다. 감금으로 인해 연구자가 연구 수행 및 실험조건에 대한 통제를 매우 쉽게 수행할 수 있었다. 1960년대와 1970년대 초, 많은 수의 신약 실험이 수감자를 대상으로 이루어졌다. 이것은 연방연구규정에 따라 더 이상 허용되지 않는다.

많은 수감자들은 연구에서 추가적으로 자신들을 취약하게 할 수 있는 다른 특성을 가지고 있다. 미국의 수감자 집단은 경제적으로나 교육적으로 불균형적이어서 불리하고, 치료되지 않은 의학적 문제, 특히 정신질환과 중독으로 고통을 받고 있다. 이러한 '중복 취약성(co-vulnerabilities)'이 반드시 수감자가 연구 참여에 대한 자율적인 결정을 할 수 없도록 하는 것이 아닐지라도, 읽기 쉬운 동의서 또는 연구참여자의 옹호자와 같은 추가적인 보호조치가 필요할 수 있다. 더 중요한 것은 교도소라는 배경 조건(background conditions)이 연구에서 수감자의 취약성을 증가시킬 수 있으며, 특히 모든 종류의 연구에 기꺼이 "예"라고 대답할 수 있다는 것이다. 이러한 배경 조건에는 돈을 벌 수 있는 기회의 제한, 과도한 지루함(excessive boredom) 그리고 의료서비스 이용에 대한 제한이 포함된다. 또한 수감자들은 사회에 기여하는 구성원처럼 느끼고 싶거나 단지 자신의 시간을 채울 무언가를 원할 수 있다. 이는 수감자가 연구 참여에 따른 위험과 부담을 충분히 고려하지 않고 연구에 참여하기로 동의하게 할 수 있다.

45CFR46 Subpart C(수감자를 연구대상자로 하는 생의학 및 행동연구에 관한 추가보호)는 수감자를 대상으로 하는 연구에 대한 윤리적 요인을 설명한다. 이 규정에 따르면, '수감자'는 "교정시설에 비자발적으로 감금되거나 구금된 모든 개인"으로 정의되며(45CFR46.303(c)), 따라서 가택 연금 중인 사람뿐만 아니라 가석방자는 제외된다. (수감자의 참여가) 허용되는 연구는 다음을 포함한다.

- 범죄행위 및 감금의 원인과 결과에 대한 연구나 연구참여자에게 최소위험이나 불편을 가하는 기관(또는 '감금된 사람'으로서 수감자)으로서 교도소에 대한 연구
- 예를 들어, 수감자에게 영향을 미치는 간염과 같은 질병이나 약물중독과 같은 질환이 수감자 집단에 영향을 미치는지에 대한 연구. 그러나 이러한 연구는 전문가와 상의하고, 미국 보건부(DHHS) 장관에게 이러한 연구를 수행할 의사가 있음을 통지한 후에만 수행될 수 있다.
- 최소위험을 초과하지만 수감자인 연구참여자에게 직접적인 이득을 제공할 가능성이 있는 연구. 만일 이러한 연구가 연구에 참여하더라도 이득을 얻지 못할 수 있는 대조군을 포함하는 경우, 전문가 협의와 미국 보건부 장관의 공시(public notice)도 필요하다.

또한 Subpart C에서는 수감자를 포함하는 연구에 요구되는 구체적인 추가 보호조치에 대해 다음과 같이 설명한다.

- 더 나은 음식을 제공받거나 돈을 벌 수 있는 기회와 같이 수감자가 연구에 참여함으로써 얻을 수 있는 모든 이점이 연구 참여의 위험과 이득을 평가할 수감자의 능력을 손상시킬 만큼 많아서는 안 된다.
- 비수감자인 연구참여자에게 허용되는 것보다 더 큰 연구 위험에 수감자가 노출되어서는 안 된다.
- 교도소 내 연구참여자의 선정 절차는 공정해야만 한다. 교도소 당국(또는 다른 수감자들)이 특정 수감자를 호의적으로 선택하거나 배제해서는 안 된다.
- 연구 참여가 가석방 결정에 영향을 미칠 수 없어야 한다.
- 연구가 종료된 후 연구참여자에게 후속조치를 취해야만 한다. 개별 형벌의 기간을 고려해야만 하며, 연구참여자에게 장단기 후속계획을 알려주어야만 한다.

교도소 환경에서는 사생활을 보호해주고 비밀을 유지하기가 극히 어렵다. 수감자가 언제 오고 가는지 모두가 안다. 이는 연구 참여 사실조차도 비공개로 유지하기 어렵게 만든다. 만일 특정 유형의 연구가 진행 중이거나 연구 참여를 위해 인간면역결핍바이러스(human immunodeficiency virus, HIV)와 같은 특정 조건이 필요하다는 것을 교도소에 있는 모든 사람이 알고 있는 경우, 수감자가 특정 시간에 특정 장소에 가는 것이 개인의 건강정보가 공개되는 결과를 초래할 수 있고, 수감자 집단에서 이미 악화된 신체적 · 정서적 해의 위험이 있을 수 있다.

연구자는 교도소에서 연구를 하는 동안 독특한 문제에 직면할 수도 있다. 예를 들어, 데이터 수집이나 심지어 일상적인 대화를 하는 과정에서 수감자가 다른 수감자나 교도관에게 협박받고 있다는 사실을 연구자에게 알릴 수 있다. 연구자가 교도소에서 연구를 수행할 계획이라면, 이러한 유형의 문제를 예상하고, 이러한 문제를 다루기 위한 계획을 세워야 한다.

연구하는 주제에 따라 연구참여자가 연구 과정 동안 감금될 수 있다. 예를 들어, 마약 중독자나 성매매 종사자를 대상으로 몇 년 동안 지속하는 종단 조사에서 일부 연구참여자가 감금될 가능성이 있다. 상당수의 연구참여자가 감금될 가능성이 있는 경우, 연구자는 그들이 교도소에 있는 동안 연구에 계속 참여하기를 원할 수 있다. 그렇다면 이제, 연방연구규정에 있는 수감자를 위한 추가보호와 관련이 있게 된다.

추가 질문? 22, 41 그리고 49 질문 참조

질문 29

What ethical issues should I consider when conducting research with pregnant women?

임신부를 대상으로 연구를 수행할 때 어떤 윤리적 문제를 고려해야 하는가?

임신한 여성은 생리학적 상태가 임신하지 않았을 때와 다르기 때문에 취약하다고 간주된다. 따라서 임신부는 특별한 배려가 필요하다고 가정된다. 게다가 태아가 임신부와 다른 위험과 이득을 가질 수 있다. 많은 사람들은 모든 임신부를 취약하다고 표시하는 것(labelling)에 반대하지만, 연방연구규정에서는 임신부, 태아 및 신생아를 취약한 인구집단으로 구체적으로 정하고 있으며, 45CFR46의 Subpart B(연구에 참여하는 임신부, 태아 및 신생아를 위한 추가보호)에서 구체적인 고려사항 및 보호를 설명한다.

Subpart B는 의학연구에서 임신부, 태아 및 신생아를 보호하기 위한 것이다. 대부분의 사회행동과학연구의 맥락에서 임신부가 임신하지 않은 여성보다 더 취약할 것이라고 믿을만한 충분한 이유는 없다. 임신 경험에 대한 연구와 임신부의 건강과 안녕을 개선하기 위한 행동 중재는 연구참여자와 미래의 임신부 및 그들의 가족에게 이득을 제공할 수 있다. 그러나 일부 IRB는 Subpart B에 대한 해석에서 보수적인 입장을 취한다. 이것은 설문조사를 하거나 포커스 그룹 인터뷰에 참여하는 것과 같이 연구 활동이 의미 있고 지속적인 방식으로 스트레스를 증가시킬 가능성에 대한 데이터가 제한적이라는 사실에도 불구하고, 발달 중인 태아에게 정서적 스트레스가 미칠 우려에 대부분 기인한다. 인식된 취약성에 근거하여 연구에서 임신부를 완전히 제외하는 것은 부정의할 수 있으며, 특히 연구에 참여하지 못하도록 제외시키는 것이 연구결과에 대한 제한된 지식이나 제한된 적용 가능성을 초래하는 경우 더욱 그러하다.

만일 연구자가 임신 중이거나 임신 가능성이 있는 여성을 대상으로 연구를 수행하는 경우, 일부 여성에게는 임신이 사적인 문제이거나 민감한 문제일 수 있다는 점을 고려하는 것이 중요하다. 연구를 위해 임신이 필수조건이거나 제외기준인 경우, 잠재적인 연구참여자가 실제로 임신했는지를 정중하고 사생활을 침해하지 않는 방식으로 물어볼 필요가 있다. 예를 들어, 연구참여자 선별을 위한 질문을 대면으로 하기보다는 종이에 답하게 할 수 있다. 임신과 관련된 질문(간단한 질문인 "귀하는 임신 중입니까?")은 다른 사람이 엿들을 수 있는 공공장소에서 해서는 안 된다. 또한 여성의 외관만으로 임신을 추정해서는 결코 안 된다.

추가 질문? 17, 22 그리고 50 질문 참조

질문 30

What ethical issues should I consider when conducting research with children?

아동을 대상으로 연구를 수행할 때 어떤 윤리적 문제를 고려해야 하는가?

역사적으로 아동(대부분의 미국 주에서는 18세 미만)은 스스로를 보호할 능력이 없기 때문에 연구자에 의한 착취에 취약했다.[18] 아동은 '작은 어른'이 아니다. 성인에게 최소위험을 넘지 않는 연구가 아동에게는 큰 위험을 초래할 수 있다. 그리고 많은 경우, 아동은 그들의 건강과 사회적 문제에 대한 특별한 중재나 해결책이 필요하다. 따라서 아동에게 영향을 미치는 문제의 적절한 해결책에 관한 정보를 제공하기 위해 아동을 대상으로 하는 연구가 필요하다.

45CFR46 Subpart D(연구대상자로 참여하는 아동에 대한 추가보호)는 연구에서 아동이 노출될 수 있는 위험의 상한선을 다룬다. 일반적으로 현재 연방연구규정에 따라 아동을 대상으로 하는 연구가 승인되기 위해서는 아동에게 직접적인 이득을 제공하지 않는 한, 최소위험을 넘지 않아야 한다. 그러나 계획된 연구가 최소위험을 약간 넘지만 직접적인 이득에 대한 전망이 없는 경우라면, 미래의 개인에게 도움이 될 상태나 질병에 대한 일반화 가능한 지식을 제공할 가능성이 있는 경우에 연구가 허용될 수 있다. 예를 들어, 불치병 진단을 받은 아동에게 병원과 가정간호에 대한 자신의 경험에 대해 논의할 것을 요청하는 질적 인터뷰는 정신적 고통을 줄 잠재적인 위험을 제기

18) 「생명윤리 및 안전에 관한 법률」에서 아동은 「아동복지법」 제3조 제1호의 아동을 의미하며, 「아동복지법」상 아동의 연령은 "18세 미만인 사람"을 말한다.

하는 것으로 간주될 수 있다. 그러나 이러한 질적 인터뷰의 위험수준은 최소위험을 약간 넘지만 이 연구가 말기질환이 있는 아동의 치료를 개선하기 위한 가치 있는 정보를 얻을 수 있는 유일한 방법일 수 있다. 연구의 위험수준이 최소위험보다 큰 연구와 최소위험보다 사소하게 증가된 위험을 내포한 연구는 그 연구가 연구참여자에게 직접적인 이득을 줄 가능성이 있는 경우에만 허용될 수 있다. 이것은 일반적으로 질병을 치료하거나 기대수명을 연장할 가능성이 있는 의생명과학연구와 관련이 있다.

일반적으로 아동이 연구에 참여하려면 적어도 부모 중 한 명의 허락(permission)[19]이 필요하다. 부모의 허락을 받을 때 요구되는 사항과 부모의 허락을 면제받을 수 있는 상황에 대해서는 질문 52번에서 검토된다. 연구를 이해하고 연구 참여에 대해 충분한 정보에 의한 찬성/승낙(informed assent, 이하 '충분한 정보에 의한 찬성'이라 한다)을 할 수 있는 아동의 능력은 질문 53번에서 논의된다.

주가 후견(wards of the state)을 하는 아동을 대상으로 수행하는 연구는 피후견인인 아동의 지위(status)와 직접적으로 관련 있는 연구이거나 대부분의 아동이 피후견인이 아니라 일반적인 학생인 학교와 같은 환경에서 수행되어야 한다. 만일 피후견인으로 간주되는 아동이 연구에 참여해야 하는 경우, 아동의 보호자(guardian) 역할을 하는 사람뿐만 아니라 잠재적인 연구참여자인 아동을 옹호해줄 사람을 지정하여 허락을 받아야만 한다.

추가 질문? 52, 53 그리고 57 질문 참조

19) 여기서 허락은 사실상 법적으로 유효한 동의를 의미한다.

질문 31

What ethical issues should I consider when conducting research with individuals who have experienced traumatic events?

외상사건을 경험한 사람을 대상으로 연구를 수행할 때 어떤 윤리적 문제를 고려해야 하는가?

학대, 강간, 고문, 전쟁, 가정폭력이나 지역사회 폭력, 재난(자연재해나 인재) 또는 강제이주와 같은 외상사건을 경험한 사람은 종종 연구자, 윤리학자 및 IRB에 의해 취약하다고 간주된다. 왜냐하면 연구 참여 중에 과거의 경험을 회상하고 분석하고 토론함으로써 스트레스나 정신적 고통의 감정이 다시 활성화될 가능성에 대한 우려 때문이다. 또한 외상사건에 대해 묻는 것이 다른 유형의 질문보다 더 침습적이며, 외상사건을 경험한 연구참여자가 의도하지 않은 데이터 유출이 발생할 경우, 존엄성에 대한 해나 사회적 해의 위험에 처할 수 있다는 것을 인식해야 한다.

게다가 일부 행동연구에서는 연구참여자에게 외상사건을 상기시키거나 그들이 역할극을 통해 스트레스가 많은 사회적 상호작용을 경험할 수 있는 '도전과제'를 포함한다. 심리평가, 표준 종합테스트나 검사 또는 코티솔(cortisol)[20]을 측정하기 위해 혈액이나 인체유래물의 수집과 같은 생물학적 평가가 이러한 조건에서 수행된다. 이론적으로 이러한 연구는 외상사건을 경험한 개인의 '재외상화(retraumatization)'를 포함하여 정신적 고통을 줄 가능성을 증가시킨다. 하지만 연구자들은 이러한 접근방식이 외상에 대한 유용한 정보를 제공할 수 있으며, 모니터링이나 디브리핑(debriefing)과 같이 연구참여자를

20) 코티솔(cortisol)은 부신피질에서 생기는 스테로이드 호르몬의 일종이다.

적절하게 보호하기 위한 방법이 있으면 이러한 유형의 연구를 윤리적으로 수행할 수 있다고 믿는다.

심리적 해에 대한 현실적인 우려에도 불구하고, 일부 사람들은 과거의 외상사건에 대해 질문을 받거나 그 일에 대해 다시 논의를 하더라도 연구에 참여하는 것이 긍정적인 경험이라고 생각할 수 있다. 이러한 연구는 (연구참여자) 자신의 이야기를 할 수 있는 기회를 제공할 뿐만 아니라 특정 사회문제에 대한 인식을 개선하거나 피해자 예방 또는 치료를 위한 잠재적인 해결책을 식별하는데 기여할 가능성이 있다. 하지만 일부 연구참여자는 예상보다 더 화를 내거나 연구 참여를 후회하기도 한다. 일부 연구참여자는 연구 참여에 대해 긍정적인 감정과 부정적인 감정을 모두 경험할 수도 있다.

연구자가 외상사건을 경험한 개인을 대상으로 연구를 수행하는 경우, 스트레스에 대해 사람마다 반응이 다르다는 점을 염두에 두어야 한다. 예를 들어, 많은 사람들이 외상후스트레스장애(post-traumatic stress disorder, PTSD)로 고통받는 것보다 더 많은 외상에 노출되어왔다. 외상성 뇌 손상(traumatic brain injury)을 경험한 사람을 제외하고, 정신적 · 육체적 외상을 경험한 사람들이 외상의 이차적인 영향으로 인해 의사결정능력을 제한받았다는 증거는 없다.

또한 연구자는 충분한 정보에 의한 동의 과정에서 데이터의 수집이 치료나 치유 목적이 아니라 연구를 위한 것임을 분명히 해야 한다. 연구자는 서비스(services)에 대한 접근이 부족한 집단을 대상으로 연구를 할 때, 이러한 오해 가능성에 특히 민감해야 한다.

아동학대나 노인학대에 대해 질문할 수 있는 (또는 의도하지 않게 알게 되는) 연구의 동의서에는 신고의무법(mandatory reporting laws)상 연구진이 현재 학대를 받거나 지속적인 학대를 받고 있다는 것을 알게 되면 보고하도록 요구하는 상황이 명확하게 명시되어야만 한다. 또한 연구참여자가 데이터 수집 전반에 걸쳐 사람과 장소의 실명을 사용하지 않도록 재차 알려주어야 한다. 토론의 민감성과 일부 외상사건(예를 들어, 자연재해나 인재)의 공적인 특성을 감안할 때, 연구자는 데이터 보관뿐만 아니라 결과 발표에 있어서도 적절한 비밀보장을 고려해야 한다.

외상경험의 영향에 관한 데이터를 듣고 읽고 분석하는 모든 연구자에게 자기돌봄(self-care)은 중요하다. 이것은 특히 학생과 같이 외상연구를 처음으로 하는 연구자, 극도로 사적인 인터뷰에서 녹취를 수행하거나 읽을 연구자 그리고 개인적으로 외상을 경험한 연구자에게 해당된다. 또한 알게 된 내용을 처리하는 시간이 매우 중요하다. 즉, 훈련된 사회복지사나 심리학자와의 디브리핑이 필요할 수도 있다.

추가 질문? 16, 17 그리고 24 질문 참조

질문 32

What ethical issues should I consider when conducting research with adults who may lack decision-making capacity due to cognitive impairment?

인지장애로 인해 의사결정능력이 부족할 수 있는 성인을 대상으로 연구를 수행할 때 어떤 윤리적 문제를 고려해야 하는가?

정신질환이나 발달장애로 인해 인지장애가 있는 사람은 일반적으로 연구에서 특별한 보호가 필요하지만, 적절한 보호에 대한 명확한 표준이 존재하지 않는다.

인지장애가 있는 사람들은 자신에게 제공된 정보의 일부 또는 전부를 이해하는 능력이 손상되어 연구에서 잠재적으로 취약하다. 그러나 인지장애의 원인, 결과 및 지속성은 매우 다양하다. 인지장애가 있는 사람은 종종 한 집단으로 묶이지만, 실제로는 동일한 진단을 받은 사람들 사이에서도 개인별로 다르다. 인지장애의 위험이 있는 사람에는 정신분열증(schizophrenia) 및 기타 정신과적 진단, 경증 내지 중증 발달장애, 치매, 알츠하이머병 또는 외상성 뇌 손상이 있는 사람이 포함될 수 있다. 또한 위기에 처한 사람은 일시적으로 인지장애를 겪을 수도 있다.

특정 유형의 진단을 받은 개인, 특히 정신질환이 있는 사람의 의사결정능력은 종종 과소평가된다. 현실에서는 다양한 유형의 질병이 의사결정능력에 영향을 미칠 수 있지만, 그 영향은 사람마다 다를 수 있다. 모든 집단에 걸쳐 진단이 의사결정능력과 연구 참여에 대한 유효한 동의능력을 평가하는 유일한 요소가 되어서는 안 된다. 그들의 의사결정능력이 부족하다고 잘못 판단되면, 그 사람이 해를 입을 수 있다. 그들은 존엄성에 대한 해를 입거나 자신이나 미래의 환자에게 도움이 될 연구에 참여할 기회를 잃을 수 있다. 연구자는 과잉보호(overprotection)를 피해야 한다. 이는 경미하거나 중증의 발달장애가 있는 사람을 대상으로 하는 연구에서 특히 만연할 수 있다. 의학적 치료에 동의하거나 자신의 재정을 관리할 법적 능력이 없는 개인이라도 연구의 위험이 최소위험을 넘지 않는 한, 연구 참여에 대한 충분한 정보에 의한 동의를 제공할 능력을 여전히 가지고 있을 수 있다. 최소위험보다 큰 위험을 내포하는 연구의 경우, 대리의사결정자(surrogate decision maker)가 필요할 가능성이 높다.

시간이 지남에 따라 의사결정능력도 변할 수 있다. 정기적으로 약을 복용하는 정신분열증 환자는 연구 참여에 대한 독립적인 결정을 내릴 수 있지만, 정기적으로 약을 복용하지 않을 때에는 연구에 대한 이해나 참여할 의지가 바뀔 수 있다. 치매나 알츠하이머병 환자의 인지능력은 매시간 변동될 수 있으며, 특히 하루가 끝날 무렵(때때로 '황혼증후군'[21]이라고도 함)에 인지능력이 떨어질 수 있다. 모든 연구에서 충분한 정보에 의한 동의는 진행 중인 과정이며, 연구의 다양한 시점에서 논의되어야 한다. 이는 시간이 지남에 따라 능력이 줄어들거나 변동될 수 있는 사람에게 특히 해당된다. 어떤 상황에서는 누군가를 연구에 참여하도록 초대하기 위해 일시적일지라도 능력이 회복될 때까지 기다리는 것이 적절할 수 있다.

일반적으로 인지장애가 있는 사람은 그들에게 미래의 이득을 제공하도록 설계된 연구에 참여해야 한다. 그러나 어떤 경우에는 인지장애가 있는 사람의 질환과 관련이 없는 연구에 그들을 포함시키는 데 합당한 이유가 있을 수 있다. 예를 들어, 인지장애가 있는 사람에게는 관련이 없지만, 연구 중인 독특한 경험을 다른 사람과 공유할 수 있다. 또는 인지장애가 있는 사람이 다른 진단(another diagnosis)으로 인해 직접적인 이득을 얻을 수 있는 연구의 대

21) 황혼증후군(sundowning)은 노인 환자나 요양원에 있는 사람이 밤에 벌이는 소동이나 불안반응을 의미한다.

상으로 적합할 수 있다. 또는 광범위한 지역사회의 대표성(community representation)을 달성하기 위해 인지장애가 있는 사람을 대상으로 설문조사가 이루어질 수도 있다.

추가 질문? 35, 47 그리고 48 질문 참조

질문 33

What ethical issues should I consider when conducting research with students, particularly students whom I teach?

학생, 특히 연구자가 가르치는 학생을 대상으로 연구를 수행할 때 어떤 윤리적 문제를 고려해야 하는가?

초 · 중 · 고등학교 교사 또는 대학교의 교수가 자신의 지도를 받는 학생을 대상으로 연구를 수행하기를 원할 수 있다. 예를 들어, 교사는 연구를 통해 새로운 교수법의 효과를 평가하거나 특정 학생 집단에 영향을 미치는 지역사회의 폭력과 같은 문제를 더 잘 이해하기를 원할 수 있다.

연구자와 잠재적인 연구참여자가 위계적 조직(hierarchical organization) 내에 존재하는 관계에 있을 때 착취가 발생할 수 있다. 학생의 연령과 기관의 유형에 따라 학생과 교사 간의 권력 관계는 매우 미묘한 것에서부터 극단적으로 규정된 것까지 다양하다. 학생들은 강사나 조교가 연구 참여를 제안하려고 접근할 때 "아니오"라고 말하는 것에 어려움을 겪을 수 있다. 일부 학생은 연구 참여가 학점과 무관하더라도 "아니오"라고 말하는 것이 성적에 부정적인 영향을 미칠 수 있다고 믿거나 연구 참여를 거부할 경우 추천서를 받을 기회가 없어질 수 있다고 믿을 수 있다. 일부 사람들은 적절한 보호조치가 있는 경우에도 단지 교사를 기쁘게 하고 싶다는 이유로 학생이 연구 참여에 동의할 수 있음을 인식하는 것이 중요하다. 연구자가 직접 가르치지 않는 학생을 연구참여자로 등록하는 것이 일반적으로 자신의 지도를 받는 학생을 연구참여자로 등록하고 데이터를 수집하는 것보다 자발성 확보는 물론 사생활 보호와 비밀보장에 문제가 발생할 가능성이 적다.

연방연구규정에서는 강사가 수행하는 연구에 학생이 참여하는 것을 제한하지는 않는다. 그러나 많은 교육기관에는 착취를 최소화하기 위한 목적으로 학생의 참여를 제한하는 정책이 있다. 기관 정책은 연구자가 수업 학점을 빌미로 학생의 참여를 요구하거나 연구 참여를 이유로 추가 학점과 같은 학업 인센티브(academic incentives)를 제공하는 것을 금지할 수 있다. 그러나 언젠가 연구자가 될 수 있는 대학생에게는 연구참여자의 역할을 경험해보는 것이 의미 있는 학습 경험이 될 수 있다. 그러므로 이러한 경우에 해당한다면 연구 참여의 대가로 과정이수학점(course credit)을 주는 것은 적절할 수 있다. 만약 과정이수학점이 주어지는 경우라면, 연구에 참여하지 않은 사람도 동등한 과정이수학점을 받을 수 있도록 연구 참여를 대신하는 동등한 활동에 대한 선택지가 항상 있어야 한다. 그렇게 하지 않으면서 연구 참여를 요구하는 것은 강압적이다.

또한 기관 정책은 학생들에게 재정적 인센티브(financial incentive) 제공을 제한할 수 있다. 일부 기관에는 단지 학생이 느끼는 부담이나 '연구 피로도(research fatigue)'를 최소화하기 위해 학생을 대상으로 수행되는 연구의 양을 제한하는 정책이 있을 수 있다. 그러나 이러한 정책은 교사가 학생들에게 연구 참여를 부탁할 때 학생들이 느낄 수 있는 일반적인 압력으로부터 잠재적인 연구참여자인 학생을 보호하기에는 충분하지 않을 수 있다.

18세 미만인 학생의 경우, 아동의 찬성(assent) 외에 부모의 허락이 필요할 수 있다(질문 52번과 53번 참조). 초등학교와 중학교에서 수행되는 연구는 교장의 허락(permission of the principal) 및/또는 연구자 소속 기관의 IRB로부터 추가적인 검토를 요구할 수도 있다.

연구자가 자신의 지도를 받는 학생을 대상으로 연구를 수행할 계획이라면, 다음과 같은 윤리적 보호조치를 고려할 필요가 있다.

- 동의 획득 과정과 데이터 수집 과정에서 연구자를 제외하기. 예를 들어, 제3자를 이용하여 동의를 획득하고 데이터를 수집한다. 이렇게 하

면 연구자는 어떤 학생이 참여를 거부했는지를 알 수 없다.

- 연구참여자의 신원을 데이터와 연결하는 연구참여자 코드목록(code list)에 연구자의 접근을 제한하기. 이것은 데이터에 추가된 비밀유지를 제공한다. 그러나 데이터 수집을 위해 연구자와 연구참여자 사이에 개인적인 상호작용이 필요한 경우에는 이러한 준비가 항상 가능한 것은 아니다.

만일 연구자가 교육 실무에 대한 연구를 수행하는 경우, 해당 연구가 학생들의 학습능력이나 교육자의 학생 평가에 부정적인 영향을 미칠 수 있는지 여부도 고려하는 것이 중요하다.

추가 질문? 30, 49 그리고 53 질문 참조

참고문헌

Alderson, P., & Morrow, V. (2011). *The ethics of research with children and young people: A Practical handbook*. Thousand Oaks, CA: Sage.

DuBois, J.M., Beskow, L., Campbell, J., Dugosh, K., Festinger, D., Hartz, S., . . . Lidz, C. (2012). Restoring balance: A consensus paper on the protection of vulnerable research participants. *American Journal of Public Health, 102,* 2220-2225.

Fisher, C. B. (1999). Relational ethics and research with vulnerable populations. In National Bioethics Advisory Commission [NBAC], *Reports on research involving persons with mental disorders that may affect decision-making capacity* (Vol. 2, pp. 29-49). Rockville, MD: Commissioned Papers by the NBAC. Retrieved from http://hdl.handle.net/10822/1038248

Fisher, C. B., & Goodman, S. J. (2009). Goodness-of-fit ethics for non-intervention research involving dangerous and illegal behaviors. In Buchanan, D., Fisher, C. B., & Gable, L. (Eds.), *Research with high-risk populations: Balancing science, ethics, and law* (pp. 25-46). Washington, DC: American Psychological Association.

Fisher, C. B., & Ragsdale, K. (2005). Goodness-of-fit ethics for multicultural research. In Trimble, J., & Fisher, C. B. (Eds.), *The handbook of ethical research with ethnocultural populations and communities* (pp. 3-26). Thousand Oaks, CA: Sage.

Kipnis, K. (2001). Vulnerability in research subjects: A bioethical taxonomy. In National Bioethics Advisory Commission [NBAC], *Ethical and policy issues in research involving human participants* (Vol., G1-G13). Rockville, MD: Commissioned Papers by the NBAC. Retrieved from http://hdl.handle.net/10822/941754

National Commission for the Protection of Human Subjects of Biomedical and Behavioral Research. (1979). *The Belmont Report: Ethical principles and guidelines for the protection of human subjects of research*. Retrieved from https://www.hhs.gov/ohrp/regulations-and-policy/belmont-report/index.html

Newman, E., Risch, E., & Kassam-Adams, N. (2006). Ethical issues in trauma-related research: A review. *Journal of Empirical Research on Human Research Ethics, 1*(3), 29-46.

CHAPTER 5

충분한 정보에 의한 동의 획득

Obtaining Informed Consent

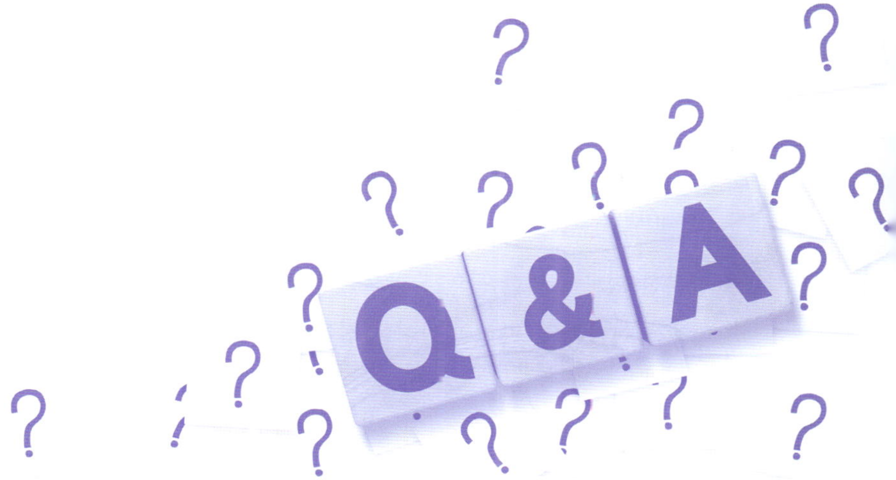

질문 34

What is informed consent?

충분한 정보에 의한 동의란 무엇인가?

윤리원칙의 명령과 연방연구규정에 따르면, 연구참여자가 연구에 참여하기 전에 참여를 허락하거나, 연구자가 연구참여자로부터 충분한 정보에 의한 동의를 획득할 것을 요구한다. '인간존중'이라는 윤리원칙에 기반을 둔 충분한 정보에 의한 동의는 개인의 자율성을 보호하기 위해 고안되었다. 즉, 개인은 연구와 관련하여 자신에게 일어날 수 있는 일과 일어날 수 없는 일을 결정할 권리가 있다.

벨몬트 보고서(1979, 질문 3번과 4번 참조)에서는 연구 참여에 대한 개인의 충분한 정보에 의한 동의가 유효하기 위해 충족해야 하는 세 가지 기준을 다음과 같이 설명한다.

- 잠재적인 연구참여자는 연구에 대한 충분한 정보를 제공받아야 한다(질문 40번 참조).
- 잠재적인 연구참여자는 해당 정보를 이해해야 한다(질문 41번과 48번 참조).
- 잠재적인 연구참여자는 연구 참여에 자발적으로 동의해야 한다(질문 49번 참조).

충분한 정보에 의한 동의를 함으로써 연구참여자는 연구 목적 및 연구 관련 내용을 이해하고, 자신의 참여 결정이 자발적이고 강압적이지 않음을 단언한다.

그러나 몇 가지 예외가 있다. 연방연구규정은 연구참여자의 충분한 정보에 의한 동의를 획득하기 위한 요건이 면제되거나 충분한 정보에 의한 동의 과정이 어떤 식으로든 수정될 수 있는 특정 상황을 설명한다. 저자들은 이러한 상황을 질문 37번에서 설명한다.

추가 질문? 35, 36 그리고 42 질문 참조

질문 35

What is the informed consent process?

충분한 정보에 의한 동의 과정이란 무엇인가?

충분한 정보에 의한 동의란 일반적으로 연구참여자가 동의서를 단순히 읽고 서명하기만 하는 일회성 이벤트가 아니다. 오히려 충분한 정보에 의한 동의는 잠재적인 연구참여자에게 동의서가 제공되기 전에 시작되어 연구가 끝날 때까지 계속되는 과정이다. 연구자는 연구에 참여하는 개인이 연구 내용과 그에 수반되는 내용을 이해하고 강압을 느끼지 않고 자발적으로 참여할 수 있도록 하기 위해 충분한 정보에 의한 동의를 제공하기를 원한다. 또한 연구자는 연구를 수행하는 전반에 걸쳐 연구참여자가 연구의 목적을 계속 이해하고 있는지를 확인하고 싶어 한다. 따라서 연구자는 모집 과정 중에 알게 된 정보와 같이 잠재적인 연구참여자의 연구 참여에 대한 결정에 영향을 줄 수 있는 요인이 무엇인지 그리고 잠재적인 연구참여자에게 자발적인 동의를 제공하기 위해 서면 정보를 제공하는 것 외에 어떤 단계가 필요한지를 결정해야만 한다.

일회성 인터뷰와 같이 연구 절차가 단순하면서 최소위험인 연구의 경우, 연구자는 잠재적인 연구참여자가 동의서를 읽고 서명을 하거나 간단한 설명을 들은 후에 구두동의를 하는 것만으로 자발적인 충분한 정보에 의한 동의 획득이라는 목표를 달성할 수 있다. 연구진은 질문이 있는 사람을 위해 대답을 해줄 수 있다. 최소위험을 초과하는 연구의 경우, 단순히 연구참여자가 동의서를 읽고 서명하도록 하는 것만으로는 충분하지 않을 수 있다. 연구진이 각각의 잠재적인 연구참여자와 함께 연구를 검토하고, 모든 잠재적인 연구참여자의 질문에 대답을 해주고, 잠재적인 연구참여자가 연구를 이해하는지를 공식적으로든 비공식적으로든 확인하기 위해 연구진이 추가 시간을 할당하는 일과 같은 추가적인 메커니즘(mechanisms)이 필요할 수 있다. 이러한 이유로 잠재적인 연구참여자로부터 충분한 정보에 의한 동의를 얻는 것은 단순히 동의서에 서명하는 것이 아니라 하나의 과정으로 간주된다.

연구참여자가 시간이 지남에 따라 여러 연구 절차에 참여하는 종단연구에서는 추가적인 고려가 필요하다. 연구에 대한 연구참여자의 이해는 시간이 지남에 따라 달라질 수 있다. 예를 들어, 연구참여자는 연구의 목적이 미래에 다른 사람을 도울 수 있는 지식을 연구자에게 제공하는 것이라기보다 자신에게 개인적인 이득을 제공하는 것이라고 믿기 시작할 수 있다. 따라서 연구의 목적, 위험, 이득 및 언제든지 참여를 중단할 권리에 대한 대화는 연구 과정 내내 계속되어야 한다. 최소위험을 초과하는 연구의 경우, 연구에 대한 연구참여자의 이해를 지속적으로 평가하는 일도 필요할 수 있다.

추가 질문? 36, 40 그리고 48 질문 참조

질문

36

What is an informed consent form?

충분한 정보에 의한 동의서란 무엇인가?

충분한 정보에 의한 동의서는 연구의 목적, 연구 활동, 연구 참여의 위험과 이득, 기타 주요 정보를 요약한 서면 문서이다. 충분한 정보에 의한 동의서는 연구자가 잠재적인 연구참여자에게 연구에 대한 정보를 제공하여 참여를 원하는지 여부에 대해 결정을 내릴 수 있도록 하는 주요 방법이다.

충분한 정보에 의한 동의가 필요한 경우라 하더라도 모든 연구에서 동의서를 사용해야 하는 것은 아니다. 그 외 질문들은 연구참여자가 동의서에 서명해야 하는 경우(질문 38번 참조), 동의서에 반드시 포함되어야 하는 정보(질문 40번 참조)와 이해하기 쉬운 동의서를 작성하는 방법(질문 41번 참조)에서 다룬다.

추가 질문? 42, 44 그리고 80 질문 참조

질문 37

When is informed consent required?

언제 충분한 정보에 의한 동의가 필요한가?

충분한 정보에 의한 동의가 필요한지 여부와 동의 획득 방법은 연구의 위험과 연구대상 집단, 연구 장소 및 데이터 수집 방법에 따라 다르다. 일반적으로 최소위험을 초과하는 연구는 잠재적인 연구참여자가 연구에 참여하기 전에 동의서에 서명하여 서면동의를 획득해야만 한다. 최소위험만을 내포하는 많은 연구의 경우, 잠재적인 연구참여자는 서면동의 대신 구두동의를 제공할 수 있다(질문 38번 참조).[22] 일부 연구에서는 연구참여자의 충분한 정보에 의한 동의가 완전히 면제될 수 있다.

최소위험을 넘지 않고 연방연구규정에서 심의가 면제되는 것으로 결정된 연구(질문 77번 참조)도 충분한 정보에 의한 동의 요건에서 면제된다. 그러나 심의가 면제될 수 있는 연구에서 잠재적인 연구참여자에게 그들의 참여가 자발적이며 몇 가지 주요 정보가 제공된다는 것을 여전히 알려야 한다(질문 39번 참조). 심의가 면제될 수 있는 연구는 IRB로부터 동의 획득 면제(a waiver of informed consent) 또는 동의서면화 면제(waiver of documentation of informed consent)를 요구하지는 않는다.

심의가 면제될 수 없는 연구의 경우에도 연방연구규정에서는 특정 상황에서 충분한 정보에 의한 동의 획득을 완전히 면제하는 것을 허용한다. 다음 조건이 모두 충족되는 경우, IRB에서는 동의 획득 면제를 승인할 수도 있다

22) 「생명윤리 및 안전에 관한 법률」에서는 서면동의를 원칙으로 한다(법 제16조 제1항).

(45CFR46.116(c)(3)).[23)]

1. 연구가 최소위험이다.
2. 동의 획득 면제가 승인되지 않으면 연구를 현실적으로 수행할 수 없다(그리고 식별 가능한 데이터를 포함하는 연구의 경우, 식별 가능한 형식의 데이터를 사용하지 않고서는 연구를 현실적으로 수행할 수 없다).
3. 동의 획득 면제가 연구참여자의 권리 보호에 부정적인 영향을 미치지 않는다.
4. 적절한 경우 연구참여자는 연구 참여를 완료한 후에 연구에 대한 정보를 제공받는다.

다수의 연구참여자를 대상으로 하는 온라인 설문조사, 연구참여자 관찰 그리고 2차적 분석과 같은 많은 유형의 사회행동과학연구가 위의 조건을 충족한다.

연구에 대한 심의면제가 가능하거나 충분한 정보에 의한 동의 획득이 면제될 수 있는지 여부에 관계없이, '암묵적 동의(implied consent)'는 종이로 된 설문조사나 온라인 설문조사와 같이 사회행동과학연구에서도 사용될 수 있다. 이러한 상황에서 연구자는 일반적으로 설문조사를 시작할 때, 동의 설명문에 정보를 포함하며 연구참여자가 설문조사를 시작하고 질문에 답을 할 때 연구참여자가 동의한 것으로 간주된다.

추가 질문? 34, 35 그리고 36 질문 참조

23) 「생명윤리 및 안전에 관한 법률」 제16조 제3항에 규정된 바에 따르면, 다음 요건을 모두 갖춘 경우에는 기관위원회의 승인을 받아 연구대상자의 서면동의를 면제할 수 있다. 1. 연구대상자의 동의를 받는 것이 연구 진행과정에서 현실적으로 불가능하거나 연구의 타당성에 심각한 영향을 미친다고 판단되는 경우, 2. 연구대상자의 동의 거부를 추정할 만한 사유가 없고, 동의를 면제하여도 연구대상자에게 미치는 위험이 극히 낮은 경우.

질문 38

What is the difference between written and verbal informed consent, and when can verbal informed consent be used?

서면동의와 구두동의의 차이점은 무엇이며, 구두동의는 언제 획득할 수 있는가?

'서면(written)동의'가 필요한 경우, 잠재적인 연구참여자는 연구 참여에 대한 자신의 의사를 나타내는 동의서에 서명한다. '구두(verbal)동의'가 허용되는 경우, 잠재적인 연구참여자는 연구에 참여할 의사가 있음을 소리 내어 표시하지만 동의서에는 서명하지 않는다. 구두동의는 서면동의 획득에 대한 요구사항을 IRB에 의해 면제받았을 때 연구자가 사용하는 하나의 절차이다.

연방연구규정에 따라 다음과 같은 상황 중 하나에 해당하면 서면동의 획득에 대한 요구를 IRB에 의해 면제받을 수 있다(45CFR46.117(c)(1)).

1. 연구의 위험수준이 최소위험이며, 연구가 아닌 상황에서 일반적으로 서면동의가 필요하지 않은 설문조사와 같은 연구 절차를 사용한다.

2. 연구를 위해 연구참여자의 신원이 기록되지 않으므로 서명된 동의서가 연구참여자를 연구에 연결하는 유일한 자료이다. 이러한 상황에서 동의서에 서명하여 비밀보장에 문제가 발생하면, 이는 잠재적인 해의 주요 위험이 될 수 있다.

3. 문화적으로 자신의 이름을 서명하는데 익숙하지 않은 사람을 대상으로 하는 연구를 수행한다. 그 연구는 최소위험을 넘지 않아야만 하고, 충분한 정보에 의한 동의를 문서화할 수 있는 다른 메커니즘을 가지고 있어야 한다.

예를 들어, 연구자가 불법행위에 가담한 사람과 단독 인터뷰를 수행할 계획인 경우(그리고 인터뷰 일정을 정하는 일과 같은 목적으로도 연구참여자의 성명을 수집하지 않음), 연구자는 서면동의 면제를 요청하여 구두동의를 획득하기를 원할 수 있다. 그렇게 되면 만일 비밀보장에 침해가 발생하더라도 연구자가 연구참여자의 성명을 알 수 없다. 왜냐하면 연구참여자의 성명과 연구참여자가 불법행위에 가담한 사실을 연결하는 문서가 없기 때문이다.

서면동의를 얻든 구두동의를 얻든 동일한 유형의 정보를 잠재적인 연구참여자에게 제공해야 한다. 구두동의가 사용되는 경우 잠재적인 연구참여자와 연구자가 서명할 서명란이 없다는 점을 제외하고, 연구자는 서면동의서처럼 보이는 정보지를 사용하는 경우가 많다. 연구진은 일지(log)나 스프레드시트(spreadsheet)[24]와 같은 연구 기록에 연구참여자로부터 구두동의를 획득한 사실을 일반적으로 문서화한다.

서면이든 구두이든 충분한 정보에 의한 동의는 잠재적인 연구참여자에게 연구에 대한 정보를 설명한 후에만 획득할 수 있다. 그리고 잠재적인 연구참여자는 정보를 읽고(또는 듣거나) 정보를 이해하고 참여에 대해 자발적으로 결정해야 한다.

추가 질문? 36, 40 그리고 42 질문 참조

24) 스프레드시트(spreadsheet)란 수치계산, 통계, 도표와 같은 작업을 효율적으로 할 수 있는 응용프로그램을 의미한다.

질문
39

What are the requirements for informing participants in research that is determined to be exempt from the federal regulations?

미국 연방연구규정에서 IRB 심의면제가 가능한 연구에 참여하는 연구참여자에게 알려야 한다고 요구하는 사항은 무엇인가?

IRB 심의면제가 가능한 연구에서 서면동의나 구두동의가 필수적인 것은 아니지만, 연구를 시작하기 전에 잠재적인 연구참여자에게 연구에 대한 주요 정보를 여전히 제공해야 한다. 중요한 것은 잠재적인 연구참여자가 자신의 참여가 자발적이라는 것을 알고 있어야 한다는 점이다. 잠재적인 연구참여자에게 제공되는 정보의 유형과 양은 전달 형식과 마찬가지로 다양할 수 있다. 이는 연구 장소, 연구대상 집단 그리고 구체적인 IRB 지침과 연구자 선호도에 따라 달라진다. 일반적으로 이러한 정보에는 연구에서 요구되는 사항(예를 들어, 설문조사에 예상되는 소요시간), 위험과 이득, 사생활 및 비밀보호에 관한 진술, 해당되는 경우 연구참여자가 받게 될 모든 보상(compensation)에 관한 사항을 포함한다. 이러한 정보는 서면(예를 들어, 설문조사 시작 시 또는 정보지에서)이나 구두로(예를 들어, 전화 인터뷰 시작 전) 제공될 수 있다.

추가 질문? 13, 37 그리고 77 질문 참조

질문 40

What type of information must be included in an informed consent form?

충분한 정보에 의한 동의서에는 어떤 유형의 정보가 포함되어야만 하는가?

연방연구규정은 연구에 대한 더 자세한 정보를 제공하기 전에 잠재적인 연구참여자가 참여에 대한 결정을 내리기 위해 알고 싶어 할 연구에 대한 주요 정보를 동의서에 간결하게 설명해야 한다고 규정한다(45CFR46.116(a)(5)(i)). 연방연구규정에는 충분한 정보에 의한 동의서에 포함해야 하는 필수정보에 대해 아래와 같이 열거되어 있다(45CFR46.116(b)).

- 잠재적인 연구참여자가 연구에 참여할 것을 요청받고 있음을 설명한다. 잠재적인 연구참여자가 연구를 수행하는 장소에서 현재 받을 수 있는 서비스와 연구 활동을 구별하기 위한 정보를 포함해야 한다.
- 연구의 목적을 기술한다. 연구자가 발견하고자 하는 것을 설명하기 위해 쉬운 용어로 표현하고 일반인도 이해할 수 있도록 비학술적인 용어를 사용해야 한다.
- 연구에서 사용될 모든 절차를 설명하고, 만일 그들이 참여하기로 결정했을 때 어떤 경험을 하게 될지 그림을 제시한다. 또한 이 설명은 어떤 절차가 실험적인지(예를 들어, 연구가 새로운 교육적 중재의 효과를 시험하는지 여부)와 연구참여자가 중재군이나 대조군에 무작위로 배정되는지 여부도 나타내야 한다. 연구참여자에게 요구되는 시간 약속(예를 들어, 설문지 작성에 소요되는 시간)과 참여 지속 기간(예를 들어, 종단연구의 종료 시점)도 기술해야 한다.

- 연구 참여로 인해 발생할 수 있는 합리적으로 예측 가능한 모든 위험이나 불편을 설명한다(질문 11번과 12번 참조). 위험에 대한 논의는 '최악의 시나리오'를 반영하는 것이 아니라 발생할 가능성이 가장 높은 위험과 참여에 대한 개인의 결정에 중요할 가능성이 있는 위험에 초점을 두어야 한다.
- 연구참여자에 대한 이득과 다른 사람에 대한 이득을 포함하여 연구의 잠재적인 이득을 제시한다(질문 14번 참조). 특히 실험적인 중재에 따라 발생 가능한 이득에 대한 충분한 증거가 아직 없기 때문에, 잠재적인 이득을 과장하지 않도록 주의해야만 한다(질문 16번 참조).
- 해당되는 경우, 연구 참여에 대한 대안을 설명한다. 이것은 어떤 방식으로든 중재를 평가하는 연구에만 적용된다. 즉, 잠재적인 연구참여자가 연구에 참여하지 않고 다른 중재나 유사한 중재를 받을 수 있는지 또는 연구에 참여하는 것이 이러한 유형의 중재를 받을 수 있는 유일한 방법인지 여부를 명확히 해야만 한다. 예를 들어, 심리학 연구자가 두 가지 금연 프로그램의 효과를 비교하기 위한 목적으로 연구를 수행하는 경우, 동의서에는 연구에서 제공되는 특정 중재가 연구에 참여하지 않더라도 이용할 수 있는지 여부를 포함하여 연구에 참여하지 않더라도 이용할 수 있는 금연 프로그램을 열거해야 한다. 이는 연구 참여가 유일한 선택지가 아니라는 것을 연구참여자가 이해하는 데 도움이 될 것이다.
- 연구 중에 수집된 데이터의 비밀을 보호하기 위해 연구자가 취할 조치를 설명한다(질문 23번 참조).
- 연구 참여에 대한 모든 재정적 보상을 설명한다(질문 57번과 58번 참조). 보상은 연구 참여의 이득으로 제시되어서는 안 되며, 발생한 비용(예를 들어, 여비나 시간)에 대한 인센티브 또는 비용보전으로 제시되어야 한다.

- 연구 참여가 자발적임을 강조한다(질문 49번 참조). 잠재적인 연구참여자가 연구에 참여하지 않기로 결정하거나 연구에 등록한 후 참여를 중단하더라도 불이익을 받지 않을 것임을 보장해야 한다. 예를 들어, 연구 참여를 거부하거나 중단하는 개인에게서 연구가 수행되는 기관에서 제공하는 표준 서비스의 기회를 빼앗지 않아야 한다.
- 연구참여자가 연구에 대해 질문이 있거나 불만사항이 있는 경우, 연락할 수 있는 사람의 성명, 전화번호, 전자메일 정보를 기재해야 한다. 일반적으로 연구에 대해 질문이 있는 경우에는 연구책임자와 연락하도록 하고, 연구에 참여하면서 부당한 대우를 받거나 호도되었다고 느끼는 경우에는 연구자의 연구를 감독하는 IRB에 연락하도록 한다.
- 개인식별자나 식별 가능한 인체유래물이 연구의 일부로 수집되는 경우, 이것의 사용에 대해 다음 두 가지 설명 중 하나를 포함한다.
  a. 이 연구에서 수집되는 정보 및/또는 인체유래물은 모든 식별자가 제거된 후 다른 연구자가 사용할 수 있다. 즉, 다른 연구자가 사용하는 일에 대해 추가로 연구참여자의 동의를 얻지는 않을 것이다.
  b. 이 연구에서 수집된 정보 및/또는 인체유래물은 식별자가 제거되더라도 다른 연구에서 사용되지 않을 것이다.

미국 연방연구규정은 해당되는 경우 아래와 같은 기타 정보가 포함되어야 한다고 설명한다(45CFR46.116(c)).

- 만일 알고 있다면, 연구에 참여할 연구참여자의 수
- 연구자가 개인의 참여를 중단시킬 수 있는 상황에 대해 설명한다. 예를 들어, 포커스 그룹 인터뷰에서 연구참여자가 무례하게 행동하거나 금방이라도 싸움이 일어날 것 같은 경우에는 인터뷰 장소에서 나가줄 것을 요구받을 수 있다는 사실을 기술하는 것이 합리적일 수 있다.

특정 상황에서, IRB는 동의서에 포함되어야 하는 필수요소 중 하나 이상을 제외하는 것을 승인할 수 있다.

게다가 대부분의 기관은 구체적인 연구에 적용할 수 있는 필수사항이나 예시가 포함된 충분한 정보에 의한 동의 템플릿(templates)을 가지고 있다.

연방연구규정에 따라 연구자가 동의서를 통해 제공하는 정보는 진실해야 하며, 연구참여자의 법적 권리(예를 들어, 신체적 상해가 발생한 경우 기관을 고소할 수 있는 권리)를 포기하게 하거나 연구자, 기관 또는 연구의뢰자의 책임(예를 들어, 과실)을 면제하는 것처럼 보이는 어떤 진술도 동의서에 포함하지 않아야 한다. 또한 동의서에 기술적이고 법적인 언어가 포함되어 있고, 일반적으로 연구참여자가 동의서에 서명을 해야 하기 때문에 동의를 법적 구속력이 있는 계약으로 오해하는 경우가 많다. 그러나 동의서는 법적 구속력이 있는 계약이 아니다. 연구참여자가 동의서에 서명했다고 해서 법적으로 요구되는 사항을 준수해야 하는 것은 아니며, 처벌이나 다른 제약 없이 언제든지 연구 참여를 중단할 수 있다. 이것이 연구 동의서와 법적 구속력이 있는 계약의 다른 점이다.

추가 질문? 36, 41 그리고 48 질문 참조

질문 41

How do I write a consent form that is easy to understand?

이해하기 쉬운 동의서는 어떻게 작성하는가?

읽기 쉬운 동의서를 작성하는 방법에 대한 많은 연구가 수행되어 왔다. 완벽한 표준은 없지만, 일반적인 원칙을 따라야 한다. 여기에는 아래의 내용을 사용할 것을 포함한다.

- 연구대상 집단에 익숙한 용어
- 전문용어를 피하고 단순하고 쉬운 언어
- 짧은 문장
- 짧은 단어[참여하다(take part) 대신 참여(participate)]
- 능동태("귀하의 건강에 대해 질문할 것입니다.")
- 질의응답 형식("연구 참여에 따른 위험은 무엇인가?")
- 하나의 개념에 초점을 둔 짧은 단락
- 긴 섹션(sections)을 구분하기 위한 머리글 및 부제목
- 글머리 기호 목록
- 정보가 한 페이지에 펼쳐지도록 '여백'을 둠
- 최소 12포인트 크기의 글꼴(point font)

많은 IRB에서는 동의서 작성 시 읽기 수준을 규정하고 있다. 종종 IRB에서는 중학교 2학년이 읽기에 적절한 수준 이하를 제안한다. 연구자는 문서 작성 프로그램과 웹사이트에서 가독성을 점검하는 도구(readability tools)를 사용하여 동의서의 가독성을 확인할 수 있다. 그러나 가독성 소프트웨어 프

로그램이 동의서가 읽기 쉬운 수준으로 작성되었다고 판단했다고 해서 이것이 반드시 잠재적인 연구참여자가 정보를 이해할 수 있다는 의미는 아니다. 연구 참여를 요청받을 사람들과 유사한 개인이 동의서를 검토하게 하여 동의서의 가독성과 이해도를 향상시키는 방법에 대한 제안을 받는 것이 도움이 될 수 있다.

읽기 쉬운 동의서를 작성하는 것은 잠재적인 연구참여자가 연구를 이해하도록 보장하는 첫 번째 단계에 불과하다. 잠재적인 연구참여자가 동의서를 읽고 그 내용을 연구진과 논의하고 모든 질문에 만족스럽게 답을 들을 수 있도록 충분한 시간을 허용하는 것도 광범위하게는 충분한 정보에 의한 동의 과정의 일부여야만 한다.

추가 질문? 46, 47 그리고 48 질문 참조

질문

42

How do I obtain informed consent?

충분한 정보에 의한 동의를 획득하려면 어떻게 해야 하는가?

충분한 정보에 의한 동의를 획득하기 위한 절차는 다양하다. 예를 들어, 온라인 설문조사의 경우, 잠재적인 연구참여자는 연구진과 이야기하거나 동의서에 서명하지 않고 온라인에서 동의 관련 정보를 읽은 뒤 참여를 원한다면 설문지를 작성하는 경우가 많다. 서면동의가 필요한 대면연구에서 잠재적인 연구참여자는 연구진과 일대일로 만나 동의서를 읽고 자신들의 질문에 대해 답을 들은 다음 참여를 원하는 경우 동의서에 서명한다. 그러나 연구 유형에 관계없이, 충분한 정보에 의한 동의의 세 가지 목표인 정보 공개, 정보 이해, 자발성은 벨몬트 보고서(1979)에 설명된 바대로 충족되어야만 한다.

정보 공개

잠재적인 연구참여자는 일반적으로 동의서나 정보지를 통해 연구의 세부사항에 대해 알게 된다. 연구 유형에 관계없이, 공개할 정보의 유형은 질문 40번에서 논의된다. 연구대상 집단 및 잠재적인 연구참여자가 연구진과 대면하는지 여부에 따라, 연구진은 잠재적인 연구참여자에게 동의서나 정보지의 단어 하나하나 소리 내어 읽어주거나 연구참여자가 스스로 읽을 수 있도록 충분한 시간을 제공해야 한다. 두 경우 모두 연구자는 동의서나 정보지에 기재된 내용을 요약하여 위험 및 이득과 같은 중요한 정보를 구두로 설명하는 것을 고려해야 한다.

정보 이해

잠재적인 연구참여자가 연구진과 대면할 때, 충분한 정보에 의한 동의 절차는 연구에 대해 논의하고 잠재적인 연구참여자가 연구를 이해하고, 그들이 궁금해 하는 모든 질문에 대해 만족스럽게 답변을 받았는지를 확인하는 기회이다. 그러므로 각각의 잠재적인 연구참여자로부터 충분한 정보에 의한 동의를 획득하기 위해 적절한 시간을 할애해야 한다. 잠재적인 연구참여자가 연구진과 대면으로 만나지 않는 경우, 연구진은 잠재적인 연구참여자에게 연락처 정보를 제공해야 하고, 잠재적인 연구참여자가 질문이 있는 경우 연구진에게 연락하도록 권장해야 한다. 연구진은 잠재적인 연구참여자와 전화 통화를 준비할 수도 있다. 또한 연구자가 직접 동의를 획득하는지 여부에 관계없이, 동의서에 서명하기 전에 연구에 대한 잠재적인 연구참여자의 이해를 평가하기 위해 공식적이거나 비공식적인 메커니즘을 사용할 수 있다(질문 48번 참조).

자발성

연구 참여에 대한 결정은 강압과 부당한 영향력으로부터 자유로워야만 한다. 잠재적인 연구참여자는 연구 참여에 대해 스스로 자발적인 결정을 해야만 한다(질문 49번 참조). 연구진은 잠재적인 연구참여자가 연구에 참여하도록 설득하거나 참여 여부와 관련하여 연구진의 의견을 주려고 시도해서는 안 된다.

연구자는 위에서 제시한 세 가지 윤리적 요구사항을 충족하면서도 잠재적인 연구참여자로부터 충분한 정보에 의한 동의를 획득하기 위해 따라야 하는 구체적인 절차를 연구계획서에 설명해야 하고, IRB가 이를 승인해야 한다. 연구참여자가 동의서에 서명하거나(서면동의), 구두로 동의를 하거나(구두동의), 연구 참여를 시작하면(암묵적 동의), 그들은 이제 연구참여자로 간주된다.

충분한 정보에 의한 동의를 획득할 책임이 있는 연구진은 연구에 대해 충분히 알고 있어야만 잠재적인 연구참여자가 하는 모든 질문에 대해 적절하게 대답할 수 있다. 만약 연구진이 잠재적인 연구참여자의 질문에 답할 수 없다면, 잠재적인 연구참여자가 연구책임자에게 편안하게 연락할 수 있어야 하고, 연구책임자는 모든 질문이나 발생하는 문제에 대해 직접 대응할 수 있어야만 한다. 또한 연구진은 동의서를 통해 충분한 정보를 제공하여 논의를 용이하게 하고, 잠재적인 연구참여자로부터 동의를 획득하는 방법에 대한 교육을 받아야 한다. 특히 연구가 복잡하거나 중대한 위험이 있는 경우, 의사소통 및 성인 학습 원칙(adult learning principles)에 대한 교육이 포함될 수 있다. 또한 연구진이 다른 연구진이나 모의(mock) 연구참여자로부터 충분한 정보에 의한 동의를 획득하는 연습이 필요할 수 있다.

참고사항

서면동의의 경우 연구참여자의 충분한 정보에 의한 동의를 획득하는 연구진도 동의서에 서명한다. 이 서명은 잠재적인 연구참여자가 동의서를 읽었고, 연구진이 질문에 답했으며, 연구참여자가 연구 참여에 자발적으로 동의했음을 문서화하는 것이다.

추가 질문? 35, 43 그리고 44 질문 참조

질문
43

Who can consent to research participation?

연구 참여에 누가 동의할 수 있는가?

연구에 참여하는 사람만이 연구 참여에 동의할 수 있다. 잠재적인 연구참여자가 연구 참여에 대해 친구나 가족과 상의할 수는 있지만, 궁극적인 결정은 잠재적인 연구참여자 자신이 해야 한다. 잠재적인 연구참여자에게 법적 권한이 없는 경우를 제외하고, 다른 누구도 잠재적인 연구참여자를 대신하거나 잠재적인 연구참여자의 동의를 대신할 수 없다.

치매와 같은 인지장애로 인해 의사결정능력이 부족한 성인을 대상으로 하는 연구는 주법(state law)에 따라 법적으로 권한을 위임받은 대리인이 그 사람을 대신하여 동의서에 서명할 수 있다. 아동을 대상으로 하는 연구의 경우, 일반적으로 부모나 법적 보호자(legal guardian)가 아동이 연구에 참여할 수 있도록 동의서에 서명한다. 그 아동은 찬성 서식(assent form)에 서명할 수도 있다.

추가 질문? 47, 52 그리고 53 질문 참조

질문 44

What do I do with the consent form after it is signed by a participant?

연구참여자가 서명한 동의서는 어떻게 해야 하는가?

연구자는 모든 연구참여자가 서명한 동의서의 원본을 보관해야만 한다. 또한 연방연구규정에 따라 연구참여자에게 서명된 동의서 사본을 제공해야 한다. 연구자는 (a) 잠재적인 연구참여자에게 동의서 2부에 서명하게 하고 서명된 원본 1부를 제공하거나, (b) 서명된 동의서 1부를 복사하여 연구참여자에게 사본을 제공할 수 있다. 만일 연구참여자가 자신이 서명한 동의서의 사본을 보관하고 싶어 하지 않을 경우, 연구자는 연구참여자의 요청을 문서로 기록해야 한다.

서명된 동의서는 안전하게 보관해야 하며, 연구계획서에 보관계획이 명시되어 있어야 한다. 중요한 것은 동의서에 연구참여자의 이름이 포함되어 있기 때문에 서명된 동의서는 연구 데이터와 별도로 저장해야 한다는 것이다. 이러한 접근방식은 권한이 없는 사람이 연구파일에 접근할 경우에도 비밀보장이 침해될 가능성을 줄인다.

연구자는 종이 동의서에 대한 백업(backup)을 위해 서명된 동의서를 스캔하여 전자적으로(electronically) 저장할 수도 있다. 이 작업이 수행되면 적절한 비밀보호가 구현되어야 하며, 연구가 종료되고 보관기간이 만료되기 전까지 서명된 동의서 원본을 파기하지 않아야 한다.[25]

추가 질문? 23, 36 그리고 42 질문 참조

25) 「생명윤리 및 안전에 관한 법률」 시행규칙 제15조에 따라 연구대상자로부터 받은 서면동의서는 연구가 종료된 시점부터 3년간 보관해야 한다.

질문

45

How do I obtain informed consent from a prospective participant who cannot read the consent form?

동의서를 읽을 수 없는 잠재적인 연구참여자로부터 충분한 정보에 의한 동의를 획득하려면 어떻게 해야 하는가?

평균적으로 미국인은 중학교 2학년 수준에서 책을 읽을 수 있다. 그러나 상당수의 미국인은 훨씬 더 독해력이 낮거나 전혀 읽지 못한다. 또한 시력에 문제가 있는 사람들도 많고, 그들이 항상 최신 교정렌즈(corrective lenses)를 가지고 있지 않을 수도 있다. 따라서 연구자는 사람들이 동의서나 정보지를 읽을 수 없는 경우에 대비해야만 한다. 이러한 사람들도 여전히 윤리적으로나 법적으로 연구에 참여할 수 있으므로 연구에서 자동적으로 제외해서는 안 된다. 연구진이 잠재적인 연구참여자에게 동의서를 소리 내어 읽어주는 등의 방식으로 동의 획득 방법을 수정하고, 원래 자기 기입식으로 설계된 설문조사이지만 읽기에 어려움이 있는 연구참여자가 참여할 수 있도록 구현할 수 있다. 그러나 연구 참여를 위해 읽기능력이 필요한 경우라면, 읽을 수 없는 연구참여자가 연구에서 제외되는 것은 윤리적으로 문제가 되지 않을 수 있다.

동의서를 읽을 수 없는 잠재적인 연구참여자로부터 서면동의를 얻으려면, 참관인/공정한 입회자(impartial witness, 이하 '참관인'이라 한다)가 있어야 한다. 참관인은 잠재적인 연구참여자의 가족구성원이나 친구 또는 병원의 환자 옹호자가 될 수 있지만, 그들은 어떤 식으로든 연구에 관련된 사람이 아니어야 한다. 연구자는 참관인이 참석한 상태에서 잠재적인 연구참여자에게 동의서를 큰 소리로 읽어 준다. 연구자는 잠재적인 연구참여자와 참관인의 모든 질문에 답을 한 후, 잠재적인 연구참여자와 참관인 모두 동의서에 서명한다. 잠재적인 연구참여자가 서명을 할 수 없는 경우, × 표시로 서명할 수 있다. 참관인의 서명은 동의서가 잠재적인 연구참여자에게 실제로 읽혀졌고, 잠재적인 연구참여자가 모든 질문에 충분히 답을 들었으며, 잠재적인 연구참여자가 연구에 참여하기로 자발적인 결정을 내렸다는 것을 나타낸다. 일반적으로 구두동의에는 참관인이 필요하지 않다.

읽을 수 없는 연구참여자가 연구에 참여할 것으로 예상하는 연구자는 참관인이 재동의 획득 과정에도 참석할 수 있도록 사전에 계획을 세워야 한다. 연구계획서에 이러한 과정이 설명되어 있어야 하며, 참관인이 서명을 할 수 있도록 추가 서명란을 포함해야 한다.

추가 질문? 41, 46 그리고 66 질문 참조

질문

46

How do I obtain informed consent from prospective participants who speak a different language from mine?

연구자와 다른 언어를 사용하는 잠재적인 연구참여자로부터 충분한 정보에 의한 동의를 획득하려면 어떻게 해야 하는가?

연구자가 자신이 사용하는 언어와 다른 언어를 사용하는 개인을 대상으로 연구를 수행하면서 서면동의 또는 구두동의를 획득해야만 하는 경우, 잠재적인 연구참여자가 읽고 이해할 수 있는 동의서나 정보지를 개발하기 위해 따라야 할 가장 좋은 절차는 연구대상 집단의 언어에 능통하고 연구의 세부사항에 대해 잘 알고 있는 사람이 그것을 작성하도록 하는 것이다. 예를 들어, 연구자가 영어를 구사하고 연구대상 집단이 스페인어를 사용하는 경우, 연구팀에서 스페인어로 말하고 쓸 수 있는 사람이 스페인어로 된 동의서 초안을 작성해야 한다. 그런 다음 다른 사람이 동의서와 정보지를 영어로 번역하고, 연구자가 이를 읽고 연구에 대한 정보가 올바르게 전달되는지를 검토하여 확인해야 한다. 이는 동의서가 처음부터 다른 언어로 번역되는 것이 아니라 연구참여자가 사용하는 언어로 작성된 것이기 때문에 이상적인 절차이다.

연구팀 구성원이 연구대상 집단의 언어를 유창하게 구사하지 못하는 상황에서는 동의서나 정보지를 영어로 직접 작성한 다음 다른 사람이 스페인어로 번역하는 것이 허용된다. 그러나 의미가 그대로 유지되도록 문서를 영어에서 스페인어로 번역하는데 처음부터 관여하지 않은 사람이 동의서나 정보지의 스페인어 버전(version)을 다시 영어로 번역하도록 하는 것이 매우 중요하다. '역번역(back-translation)'은 번역가가 문서의 스페인어 버전(초기 영어 버전을 보지 않고)을 검토하고, 모든 내용을 영어로 적어 문서의 다른 버전(역번역된 버전)을 만드는 과정이다. 그런 다음 연구자가 문서의 역번역된 영어 버전과 문서의 초기 영어 버전을 섹션(sections)별로 비교하여, 이 내용이 일관성이 있는지를 확인한다. 문서 간에 단어별로 일치할 필요는 없지만, 의미는 동일해야 한다. 만일 두 영어 문서 간의 의미가 다른 섹션이 있을 경우, 이를 기록하고 문서의 스페인어 버전을 변경할 수 있다. 즉, 연구자가 해당 섹션을 다시 영어로 역번역하여 정확성을 확인하기 위해 검토를 해야 한다.

스페인어 버전과 영어 버전의 동의서나 정보지 모두 연구자 소속 기관의 IRB에 제출해야 한다. 그렇게 해야 스페인어를 구사하지 못하는 IRB 위원이 문서를 검토할 수 있다. 번역 과정도 연구계획서에 철저히 설명해야 한다. 또한 일부 IRB에서는 스페인어 동의서와 영어 동의서가 동일한 정보를 전달함을 증명하는 문서를 요구할 수도 있다.

연구대상 집단의 언어를 구사하는 사람이 잠재적인 연구참여자로부터 충분한 정보에 의한 동의를 획득해야 하고, 가능하다면 그렇게 해서 잠재적인 연구참여자의 모국어로 연구에 대해 논의하고 질문에 답할 수 있게 해야 한다. 만일 이것이 불가능할 경우, 동의 과정에 전문 통역사(professional translator)가 참석해야 한다. 연구참여자의 가족구성원이나 친구를 비공식적인 통역사로 이용해서는 안 된다.

추가 질문? 54, 65 그리고 66 질문 참조

질문

47

How can I obtain informed consent from individuals with cognitive impairments or developmental disabilities?

인지장애나 발달장애를 가진 사람으로부터 충분한 정보에 의한 동의를 획득하려면 어떻게 해야 하는가?

최소위험을 넘지 않는 대부분의 연구에서 인지장애나 발달장애가 있는 사람은 장애가 심각하지 않는 한, 스스로 연구 참여에 대한 충분한 정보에 의한 동의를 할 수 있다. 그러나 연구가 최소위험을 초과하는 경우, 개인의 법적으로 권한을 위임받은 대리인으로부터 충분한 정보에 의한 동의를 획득해야만 한다. 이러한 경우 잠재적인 연구참여자가 모든 논의에 포함되어야 하며, 그의 반대(dissent)가 존중되어야 한다.

미국 주법(state law)은 의사결정능력이 결여되어 있는 사람을 대신하여 의학적 치료에 동의할 수 있는 사람을 결정한다. 소수의 주에서만 의학연구에 대한 동의를 구체적으로 다루는 법이 있지만, 이러한 법이 사회행동과학연구에 적용되지 않을 수 있다. IRB는 연구에 대한 동의를 목적으로 누가 '법적으로 권한을 위임받은 대리인' 역할을 할 수 있는지를 결정하기 위해 다양한 접근방법을 취한다. 누군가에게 공식적인 법적 보호자가 있더라도, 개인의 상황과 관련된 최소위험의 사회행동과학연구에 그 개인을 대신하여 충분한 정보에 의한 동의를 제공하도록 할 필요가 없을 수 있고, 그 사람의 자율성을 존중하는 것이 아닐 수 있다. 만일 연구자가 인지장애나 발달장애가 있는 사람을 대상으로 연구를 수행하는 경우, 연구자 소속 기관의 지침을 확인해야 한다.

중요한 것은, 인지장애나 발달장애가 있는 사람이 스스로 동의할 수 없다고 가정하지 않는 것이다. 연구자는 연구에 대한 정보를 이해하고 자발적인 결정을 할 각 개인의 능력을 평가해야만 한다. 어떤 경우에는 잠재적인 연구참여자에게 스스로 동의할 능력이 있는 순간과 그렇지 않은 순간이 있을 수 있다는 것을 유의하는 것이 중요하다. 연구자는 연구참여자가 연구에 참여하는 도중에 연구의 목적을 이해하는 능력이 변할 수 있음을 인식해야 하고, 능력이 있는 동안 충분한 정보에 의한 동의를 획득하는 것이 적절한지 결정해야만 한다. 연구자가 연구참여자의 동의 능력을 결정하는 데 사용할 수 있는 절차에 대해서는 연구계획서에 기술되어야 한다. 이를 통해 IRB는 연구대상 집단의 능력과 연구자가 어떻게 그들의 동의를 획득할 계획인지 더 잘 이해할 수 있다.

또한 연구자는 가능한 모든 연구참여자가 동의서와 절차를 최대한 명확하게 이해할 수 있도록 다음과 같은 조치들을 취해야 한다.

- 동의서는 짧고 이해하기 쉽게 작성한다.
- 연구대상 집단의 구성원이나 그 집단의 구성원과 직접적으로 일하는 사람들과 충분한 정보에 의한 동의서에 대해 사전조사(pretest)를 한다.
- 연구에 대한 잠재적인 연구참여자의 이해를 약식으로 평가하고, 적절한 이해가 이루어질 때까지 연구에 대한 대화를 계속한다. 만일 잠재적인 연구참여자에게 동의를 획득할 수 없다고 판단되면, 법적으로 권한을 위임받은 대리인이 필요하다. 그렇지 않으면 그 사람은 연구에 참여할 수 없다. 일부 잠재적인 연구참여자가 상당한 위험을 이해하지 못할 수 있는 집단에서는 맥아더 임상연구 역량평가 도구(MacArthur Competence Assessment Tool for Clinical Research)[26]와 같은 의사결정능력을 공식적으로 평가하기 위한 표준화된 도구를 활용한다.

추가 질문? 32, 41 그리고 48 질문 참조

---

26) 맥아더 임상연구 역량평가 도구(MacArthur Competence Assessment Tool for Clinical Research)는 아펠바움(Appelbaum)과 엔그리스소(N Grisso)가 10년에 걸쳐 수행한 경험연구를 바탕으로 주어진 연구 프로젝트의 세부사항에 적용할 수 있는 역량 평가를 위한 구조화된 형식을 제공한다. MacCAT-CR은 일반적으로 인정되는 의사결정능력의 네 가지 구성요소인 이해(understanding), 인식(appreciation), 추론(reasoning) 및 선택을 표현하는 능력(ability to express a choice)을 측정한다. 「Macarthur Competence Assessment Tool for Clinical Research」, Professional Resource Exchange Inc; 1st edition, 2001. https://www.amazon.in/Macarthur-Competence-Assessment-Clinical-Research/dp/ 156887071X

질문 48

How do I know if a prospective participant understands the research?

잠재적인 연구참여자가 연구를 이해하고 있는지를 어떻게 알 수 있는가?

대부분의 사회행동과학연구에서는 잠재적인 연구참여자에게 연구를 이해하는지 간단히 묻는 것만으로 충분할 수 있다. 더 나은 방법으로 잠재적인 연구참여자에게 "연구가 무엇에 관한 것인지 귀하가 이해한 바를 말해주세요."라고 질문할 수 있다. 그런 다음 잠재적인 연구참여자가 오해하고 있다면, 이를 명확히 할 수 있다. 인지장애가 있는 사람을 대상으로 상당한 위험을 내포한 매우 복잡한 연구인 경우, 연구자는 공식적으로 이해능력(comprehension)을 평가하여 연구에 대해 충분히 이해하고 있는 것으로 확인된 잠재적인 연구참여자만 연구에 참여하도록 허용하기를 원할 수 있다.

잠재적인 연구참여자의 연구에 대한 이해를 측정하기 위한 표준은 없다. 따라서 공식적인 평가가 필요한 경우, 잠재적인 연구참여자가 연구에 대해 구체적으로 무엇을 이해해야 하는지와 그 이해를 어떻게 평가할 것인지를 결정해야 한다.

양적 질문이나 질적 질문 또는 이 둘을 조합한 질문을 통해 잠재적인 연구참여자의 연구에 대한 이해를 공식적으로 평가하는 데 사용될 수 있다. 예를 들어, 구조화된 객관식 퀴즈를 통해 연구의 주요 측면에 대한 잠재적인 연구참여자의 이해를 평가할 수 있다. 퀴즈를 사용할 때, 연구자는 잠재적인 연구참여자를 연구에 등록하기 위해 올바르게 대답해야 하는 질문의 비율을 결정해야 한다. 또한 연구자는 잠재적인 연구참여자와 정보를 명확히 하기 위해 빠진 질문을 다시 질문할 수 있는지 여부와 잠재적인 연구참여자의 대답이 오답일 경우, 동일한 질문을 몇 번이나 다시 할 수 있는지를 미리 결정해야 한다.

정성평가는 잠재적인 연구참여자의 연구에 대한 이해를 공식적으로 평가하기 위해 사용될 수 있다. 이러한 상황에서 연구진은 잠재적인 연구참여자에게 연구에 대한 개방형 질문을 한다. 잠재적인 연구참여자가 질문에 대한 답을 하게 함으로써 연구에 대한 연구참여자의 이해를 입증한다. 그렇게 하면 연구진은 잠재적인 연구참여자가 연구에 대해 충분히 이해했는지 여부를 결정할 수 있다.

잠재적인 연구참여자의 이해를 공식적으로 평가할 경우, 연구자는 연구계획서에 사용할 절차에 대해 기술해야만 한다. 그렇게 해야 IRB가 이러한 절차가 충분한지 여부를 결정할 수 있다.

추가 질문? 41, 45 그리고 47 질문 참조

질문 49

How do I ensure that a participant's consent is voluntary?

연구참여자의 동의가 자발적인지 확인하려면 어떻게 해야 하는가?

잠재적인 연구참여자의 동의가 진정으로 자발적인지 여부를 결정하는 것은 어려울 수 있다. 그러나 연구자가 자발적인 의사결정을 장려하는 환경을 만들 수는 있다. 이를 위해 연구자는 먼저 연구대상 집단에 속해 있는 개인이 평소에는 참여하지 않았을 연구이지만 그러한 연구에 참여할 것을 동의하도록 압력을 받을 수 있는 상황을 이해해야만 한다.

벨몬트 보고서(1979)는 유용한 지침을 제공한다. 충분한 정보에 의한 동의는 '강압과 부당한 영향력이 없는 조건'에서 획득될 때 자발적인 것으로 간주된다고 명시되어 있다. 강압은 누군가가 다른 사람을 따르도록 하기 위해 의도적으로 해를 입히겠다는 명백한 위협을 가할 때 발생한다. 예를 들어, 잠재적인 연구참여자가 연구에 참여하지 않으면 현재 받고 있는 서비스에 더 이상 접근할 수 없게 된다는 말을 듣는 경우이다. 중요한 것은 서비스가 제공되는 환경에서 (또는 서비스를 제공하는 동일한 사람에 의해) 연구가 수행될 때, 잠재적인 연구참여자는 연구에 참여하지 않으면 자신이 더 이상 서비스에 접근할 수 없다고 인식할 수 있다. 심지어 연구진이 이를 명시적으로 언급한 적이 없는 경우에서조차도 그렇게 인식할 수 있다. 그러므로 동의서나 정보지에 서비스의 제공이 연구 참여를 조건으로 하지 않는다는 것을 명시해야 하며, 잠재적인 연구참여자와 연구 참여에 대해 논의할 때에도 이러한 점을 설명해야 한다. 또한 잠재적인 연구참여자에게 어떤 권한이나 권력을 행사할 수 있는 사람이 충분한 정보에 의한 동의를 획득해서는 안 된다. 예를 들어, 상사가 직장에서의 직원

만족도를 연구할 경우, 그 상사는 충분한 정보에 의한 동의 과정에 참석하거나 관여해서는 안 된다. 그렇게 하지 않으면 잠재적인 연구참여자는 연구에 참여하는 것 외에 다른 선택지가 없다고 생각할 수 있다.

벨몬트 보고서는 부당한 영향력이 "과도하거나 부당하거나(unwarranted) 부적절하거나 또는 어울리지 않는 보상이나 대가를 제공할 경우에 발생한다."고 설명한다. 다시 말해 부당한 영향력은 종종 거절하기에 너무 좋은 제안으로 묘사된다. 그러나 연구의 특정 인센티브가 부당한 영향을 미치는지 여부를 결정하는 것은 어렵다. 예를 들어, 연구자가 잠재적인 연구참여자에게 연구 방문 당 50달러의 인센티브를 제안할 수 있다. 이 50달러의 인센티브가 부당하게 영향을 미치는가? 고용이 안정적인 사람의 경우, 이 금액은 연구 참여에 대한 그들의 결정에 영향을 미치지 않을 수 있다. 그러나 실업자의 경우, 이 금액은 그 사람들이 너무 위험하다고 느끼는 연구에 참여하기로 결정하는 데 영향을 미칠 수 있다. 합리적인 사람들 간에도 어느 정도의 돈이 부당한 유인책이 되는지에 대해 의견이 다를 것이다.

또한 벨몬트 보고서는 부당한 영향력에 어떤 이유로든 잠재적인 연구참여자가 연구에 참여하도록 설득하려는 시도가 포함된다고 설명한다. 예를 들어, 연구참여자 등록을 담당하는 연구조교는 본인이 연구조교라는 이유로 진행 중인 연구에 참여하라고 친구들에게 압력을 행사하지 말아야 한다.

궁극적으로 연구자는 잠재적인 연구참여자에게 연구 참여 여부에 대한 결정이 각자의 몫이라는 점을 항상 강조해야 한다. 잠재적인 연구참여자가 연구 참여에 대해 친구와 가족과 이야기하고 조언을 구하는 것은 전적으로 허용되지만, 다른 사람이 연구 참여를 강요하거나 설득하는 것은 적절하지 않다. 참여 여부에 대한 최종적인 결정은 개별 잠재적인 연구참여자에게 있다(이 규칙에 대한 예외는 인지장애가 있는 사람과 아동을 대상으로 하는 연구에 대한 질문 47번과 52번 참조).

추가 질문? 27, 56 그리고 57 질문 참조

질문

50

Do I need to obtain informed consent before asking screening questions?

연구참여자 선별을 위한 질문을 하기 전에 연구참여자로부터 충분한 정보에 의한 동의를 획득해야 하는가?

충분한 정보에 의한 동의 획득 과정을 시작하기 전에 연구참여자 선별을 위한 질문(screening questions, 이하 '선별질문'이라 한다)을 하는 것은 종종 잠재적인 연구참여자의 적격성(eligible)을 결정하는데 필요하다. 선정기준에 해당하는 사람은 충분한 정보에 의한 동의 과정을 진행하고, 원하는 경우 연구에 등록한다. 선정기준에 해당하지 않는 사람은 충분한 정보에 의한 동의 과정을 거치지 않음으로써 시간을 절약할 수 있다. 예를 들어, 연구자가 폭음을 자주하는 대학생을 대상으로 연구를 수행하려는 경우, 폭음에 대한 연구자의 정의(definition)를 충족하는 학생을 식별하기 위해 선별질문을 할 수 있다. 그런 다음 자격을 갖춘 학생들, 즉 폭음하는 학생들만 충분한 정보에 의한 동의 과정을 진행하도록 한다.

연방연구규정에 따라 잠재적인 연구참여자토부터 충분한 정보에 의한 동의를 획득하지 않고도 선별질문을 할 수 있지만, 이러한 과정은 IRB의 승인을 받아야만 한다. 일반적으로 연구자는 선별과정(screening process)에서 잠재적인 연구참여자의 충분한 정보에 의한 동의 없이 식별정보를 물어보거나 식별정보를 가지고 있어서는 안 된다.

선별질문을 하기 전, 연구자는 잠재적인 연구참여자에게 질문의 목적이 연구에 참여할 수 있는 선정기준에 부합하는지를 알아보는 것임을 매우 명확하게 알려야 한다. 또한 선별질문에 대한 이해를 높이기 위해 잠재적인 연구참여자에게 연구에 대한 일부 정보가 설명되어야 한다. 잠재적인 연구참여자가 선정기준에 부합하여 연구참여자가 될 자격이 있다고 판단되면, 그 후에 잠재적인 연구참여자에게 연구에 대한 자세한 정보를 제공하고 참여에 대한 동의를 받을 것임을 알려야 한다.

추가 질문? 37, 55 그리고 56 질문 참조

질문
51

Do I need to obtain informed consent from individuals to use their existing data that were collected for other purposes?

다른 목적으로 수집된 기존 데이터를 사용하려면 개인으로부터 충분한 정보에 의한 동의를 획득해야 하는가?

연구자가 원래와 다른 목적으로 수집된 데이터를 사용하여 연구 질문에 답하는 것을 '2차적 데이터 분석(secondary data analysis)'이라고 한다. 예를 들어, 한 연구자가 학생들이 매주 아침, 점심, 저녁에 먹는 음식을 알아보기 위해 대학생의 식사일지(food diaries)를 수집한다. 이후 해당 연구에 처음부터 참여하지 않은 다른 연구자가 이 식사일지에 대해 알게 되고, 이 데이터를 사용하여 대학생이 아침식사를 거르는 빈도를 알아내는데 사용할 수 있도록 연구자에게 허락을 구할 수 있다.

2차적 데이터 분석은 아래와 같은 경우, 연방연구규정에서 심의가 면제되는 것으로 간주된다(따라서 데이터의 출처가 된 사람으로부터 충분한 정보에 의한 동의를 획득할 필요가 없다).[27]

- 기존 데이터를 비식별화(질문 19번 참조)하거나 익명화(질문 20번 참조)한 경우. 즉, 데이터가 정보를 제공한 개인과 어떤 식으로든 다시 연결될 수 없음을 의미한다(45CFR46.104(d)(4)(ii)).
- 기존 데이터를 식별할 수는 있지만 원래(original) 연구에 참여한 연구참여자가 '포괄적 동의(broad consent)'를 제공한 경우. 즉, 연구참여

---

27) 「생명윤리 및 안전에 관한 법률」 시행규칙 제13조에 따라 기관위원회의 심의를 면제할 수 있는 인간대상연구 중 일반 대중에게 공개된 정보를 이용하는 연구와 개인식별정보를 수집 · 기록하지 않으면서 연구대상자등에 대한 기존의 자료나 문서를 이용하는 연구가 해당한다.

자가 원래 연구의 동의 획득 과정에서 자신의 정보가 식별 가능한 상태로 본 연구를 넘어 향후 불특정한 연구에 사용된다는 것에 동의한 것을 의미한다(45CFR46.116(f)).

- 기존 데이터가 공개적으로 이용 가능한 경우(45CFR46.104(d)(4)(i)).

이러한 경우라면 연구자가 2차적 분석을 수행하기 위해 원래 연구의 연구참여자로부터 충분한 정보에 의한 동의를 획득할 필요가 없다. 그러나 대부분의 기관에서는 연구자가 자신의 연구를 시작하기 전에 2차적 데이터 분석을 설명하는 연구계획서를 IRB에 제출해야 한다. 연구자가 식별 가능한 정보를 분석하는 경우, 해당 데이터를 비밀로 유지하기 위해 사용할 절차를 설명해야 한다.

연구자가 개인식별자가 포함된 기존 데이터에 대한 2차적 분석을 수행하려고 하지만 원래의 연구참여자로부터 2차적 데이터 분석에 대한 포괄적 동의를 획득하지 못한 경우, 연구자의 2차적 데이터 분석은 연방연구규정에서 면제되지 않을 수 있다. 이러한 상황에서 연구자는 IRB에게 충분한 정보에 의한 동의 획득 면제를 요청할 수 있다. 그러나 만일 IRB가 충분한 정보에 의한 동의를 획득해야만 한다고 판단하여 연구자의 요청을 받아들이지 않는다면, 연구자는 동의 획득 면제를 받지 않고 연구를 수행하는 것이 실현 불가능한 이유를 설명할 수 있어야 한다. 예를 들어, 불가능하지는 않더라도 원래 연구의 연구참여자를 모두 찾아 그들의 동의를 획득하는 것이 비현실적이기 때문이다. 연구자가 2차적 분석을 하는 동안 데이터를 비밀로 유지할 방법에 대한 정보는 IRB에 제출되는 연구계획서에 설명되어야만 한다.

연구자가 2차적 분석을 목적으로 개인식별자를 포함하지 않은 데이터셋을 사용하기를 원할 수도 있지만, 원래 연구의 연구자는 개별 연구참여자를 식별할 수 있도록 연구참여자 성명을 코드화한 목록을 가지고 있을 수 있다. 이러한 상황에서 만일 연구자가 이 코드화된 목록만으로는 연구참여자의 성명을 알 수 없다면, IRB는 2차적 데이터 분석을 기반으로 하는 연구는 심의 면제가 가능하므로 동의 획득도 필요하지 않다고 결정할 수 있다.[28)]

추가 질문? 70, 75 그리고 77 질문 참조

28) 「생명윤리 및 안전에 관한 법률」 제18조 제1항에 따르면 원래 연구의 연구자가 연구대상자로부터 개인정보를 제공하는 것에 대해 서면동의를 받은 경우에는 기관위원회의 심의를 거쳐 개인정보를 제3자에게 제공할 수 있다. 물론 제공하는 경우 연구대상자가 개인식별정보를 포함하는 것에 동의한 경우를 제외하고는 익명화해야 한다. 이렇게 개인정보를 제공받은 제3자가 이를 이용하여 연구를 수행하고자 하면, 이 연구는 「생명윤리 및 안전에 관한 법률」 시행규칙 제13조에 따라 기관위원회의 심의를 면제할 수 있는 인간대상연구 중 개인식별정보를 수집 · 기록하지 않으면서 연구대상자등에 대한 기존의 자료나 문서를 이용하는 연구에 해당된다.

질문

52

How are parents involved in decision making about their children's participation in research?

부모는 자녀의 연구 참여에 대한 의사결정에 어떻게 참여하는가?

부모는 자녀를 보호할 법적 책임이 있으므로 일반적으로 자녀가 연구에 참여하기 전에 부모의 허락을 받아야 한다. 부모의 허락은 부모나 법적 보호자가 자녀가 연구에 참여하는데 동의하는 경우를 설명하는 데 사용되는 용어이다.

부모의 허락이 필요한 연구에서 허락을 획득하는 과정은 성인에게 사용되는 충분한 정보에 의한 동의를 획득하는 과정과 유사하다. 부모나 법적 보호자는 부모 허락서(parental permission form)나 정보지를 읽는다. 부모나 법적 보호자는 연구에 대해 질문하도록 권장받고, 질문에 대한 만족스러운 답을 들어야 하며, 그들이 동의서에 서명하거나 구두동의를 함으로써 자녀의 연구 참여에 대한 허락을 자발적으로 해야만 한다.[29] 최소위험을 초과하고 직접적인 이득에 대한 전망이 없는 연구를 제외하고, 일반적으로 한 부모(one parent)의 허락만으로도 자녀의 연구 참여를 허용하기에 충분하다.

연구 중 일부는 IRB 심의가 면제될 수 있으며, 이 경우에 부모의 허락을

29) 「생명윤리 및 안전에 관한 법률」 제16조 제2항에 따르면 동의 능력이 없거나 불완전한 사람인 아동이 연구대상자로 참여하는 연구의 경우에는 대리인의 서면동의를 받아야 하고, 동법 제16조 제3항에 따르면 이러한 대리인의 서면동의는 면제될 수 없다. 즉, 원칙적으로 아동이 연구대상자가 되는 경우 법정대리인인 부모 등 법적으로 유효한 동의를 할 수 있는 사람이 서면동의를 해야만 한다.

획득하는 일이 필요하지 않다.[30] IRB 심의가 면제되지 않는 연구의 경우, 아동을 보호하기 위한 절차가 마련되어 있어야 하며, IRB는 연방법, 주법, 지역법에 따라 허용되는 경우에 부모의 허락을 획득하는 일을 면제할 수 있다. 예를 들어, IRB는 부모나 법적 보호자의 개입(involvement)이 아동을 위험에 빠뜨릴 수 있는 상황[예를 들어, 부모나 법적 보호자에 의한 방임이나 학대를 받은 아동이 연구참여자가 되는 경우, 부모가 자녀의 성 정체성(sexual identity)이나 젠더 정체성(gender identity)을 알지 못하고 있거나 받아들이지 않고 있는 성소수자인 청소년이 연구참여자가 되는 경우]에서는 부모의 허락을 획득하는 일을 면제할 수 있다. 집 없는 청소년을 대상으로 하는 연구와 같이 연구자가 부모의 허락을 획득하는 일이 어렵거나 불가능한 경우에도 IRB가 부모의 허락을 면제하는 것이 가능할 수 있다. 일부 연구자는 마약 사용과 같은 민감한 주제에 대한 연구에서도 부모의 허락을 획득하는 일을 면제해줄 것을 IRB에 요청할 수 있다. IRB는 아동을 대상으로 하는 연구에 있어 부모의 허락을 획득하는 일을 면제하는 것과 관련하여 다양한 결정을 한다.

미성년자가 결혼과 같은 사유로 법적으로 '해방되어(emancipated)'[31] 부모로부터 독립한 상황에서도 부모의 허락을 획득하는 일이 면제될 수 있다.

---

30) 「생명윤리 및 안전에 관한 법률 시행규칙」 제13조 제2항에 따르면 취약한 환경에 있는 사람을 대상으로 하는 연구는 기관생명윤리위원회의 심의를 받아야 한다. 즉, 이러한 사람을 대상으로 하는 연구는 기관생명윤리위원회의 심의가 면제될 수 없다. 그리고 동법 제16조 제2항에 따르면 동의 능력이 없거나 불완전한 사람인 아동이 연구대상자로 참여하는 연구의 경우에는 대리인의 서면동의를 받아야 하고, 동법 제16조 제3항에 따르면 이러한 대리인의 서면동의는 면제될 수 없다.

31) 여기서 "해방되어(emancipated)"란 의미는 자녀가 자신에 대한 친권을 가진 부모의 영향력이 미치는 범주에서 벗어났다는 의미이다. 예를 들어, 「민법」 제4조에 따르면 사람은 19세로 성년에 이르게 되는데, 혼인적령에 대해 규정하고 있는 동법 제807조에 따르면 혼인은 만18세가 된 사람이 할 수 있다. 즉, 만18세가 되었으나 19세에 이르지 않은 미성년자의 경우 혼인을 할 수 있다. 다만, 동법 제808조 제1항에 따르면 미성년자가 혼인을 하는 경우에는 부모의 동의를 받아야 한다. 그리고 성년의제에 대해 규정하고 있는 동법 제826조의2에 따르면 부모의 동의를 받아 혼인을 한 미성년자는 성년자로 보도록 되어 있다. 즉, 미성년자와 성년자의 본질은 같지 않지만 혼인한 미성년자를 법률에서 다룰 때는 성년자와 동일하게 처리하여 동일한 효과를 주는 것이다. 그렇기 때문에 미성년자라도 혼인을 하면 법적으로 독립된 성년자로 인정을 받아 사실상 부모의 영향력에서 벗어나게 된다.

미국의 일부 주 법원은 '의사결정 가능 미성년자(mature minor)'[32]라는 개념을 인정한다. '의사결정 가능 미성년자'란, 부모로부터 독립하여 스스로 건강관리에 대한 결정을 내릴 수 있을 만큼 충분히 성숙하다고 판단되는 18세 미만의 사람을 의미한다. 최소위험을 초과하고 직접적인 이득에 대한 전망을 제공하지 않는 연구에 의사결정 가능 미성년자를 등록하는 것이 윤리적으로 허용될 것인지 여부에 대해서는 논란의 여지가 있다. 따라서 IRB는 부모의 허락 없이 최소위험을 초과하고 직접적인 이득에 대한 전망을 제공하지 않는 연구에 의사결정 가능 미성년자를 포함하는 것과 관련하여 다양한 결정을 한다.

추가 질문? 30, 42 그리고 53 질문 참조

32) 영문은 "mature minor"이나 이를 '성숙한 미성년자'로 번역할 경우, 번역어에서 의미가 충돌한다고 판단되어 해당 용어를 '의사결정 가능 미성년자'로 풀어서 번역하였다.

질문

53

What type of agreement do
I need from children so they can participate in research?

아동이 연구에 참여하려면 어떤 유형의 동의가 필요한가?

'충분한 정보에 의한 찬성'은 연구 참여에 대한 아동의 동의(agreement)에 사용되는 용어이다. 만일 부모의 허락이 필요한 경우(즉, 연구에 대한 IRB의 심의가 면제되지 않고, 충분한 정보에 의한 동의 획득도 면제를 받지 못한 경우)이더라도 연구자는 서면이나 구두로 아동의 찬성을 얻는 것을 고려해야 한다.[33] 충분한 정보에 의한 찬성 절차는 (a) 아동이 아동의 발달 정도에 맞는 적절한 수준에서 연구의 목적과 자신이 연구에 참여하기로 결정할 경우, 기대할 수 있는 사항을 이해하도록 돕고, (b) 연구 참여에 대한 아동의 동의를 요청하는 것이 포함된다.

만일 연구자가 아동을 대상으로 연구를 수행할 계획이라면, 연구자는 먼저 연구를 수행할 주(state)나 국가에서 정한 성년 연령(즉, 성인으로 간주되는 연령)을 알아야만 한다. 미국의 대부분 주와 전 세계의 많은 국가에서 18세 미만의 사람은 아동이나 '미성년자'로 간주된다. 연구 참여에 대한 충분한 정보에 의한 동의는 성년 이상의 사람으로부터 획득하는 것이다. 그리고 충분한 정보에 의한 찬성은 대개 부모의 허락을 얻은 후 미성년자에게 연구 참

33) 「생명윤리 및 안전에 관한 법률」에서는 기관위원회의 심의를 면제할 수 있는 인간대상연구에 해당하더라고 취약한 환경에 있는 시험대상자를 대상으로 하는 연구는 기관위원회의 심의를 받아야 한다(동법 시행규칙 제13조 제2항).

여와 관련하여 기억해야 할 사항들(caveats)[34]을 알려주고 획득하는 것이다.

연방연구규정에는 아동으로부터 충분한 정보에 의한 찬성을 얻기 위해 '적절한 대비책(adequate provisions)'을 마련해야 한다고 명시되어 있다. 맥락이 중요하다는 것을 깨닫고, 연방연구규정에서는 "아동이 찬성을 할 수 있는지 여부를 결정할 때, IRB에서는 관련된 아동의 연령, 성숙도 및 심리적 상태를 고려해야 한다."고 설명한다(45CFR46.408(a)). 그러나 연방연구규정은 아주 어린 아동과 나이든 청소년을 구분하지 않기 때문에 연구자가 다양한 연령대의 잠재적인 연구참여자에게 어떻게 찬성을 획득하는 것이 적절한지를 결정해야만 한다. 연구자 소속 기관의 IRB 지침에 아동의 찬성을 얻는 일과 관련한 구체적인 요구사항이 있을 수 있으므로 이를 확인해야 한다.

아동으로부터 충분한 정보에 의한 찬성을 얻는 것이 적절한 경우, 그 과정은 성인에게 사용되는 충분한 정보에 의한 동의 과정과 유사하다. 찬성 서식이나 정보지가 사용되며, 이 문서에는 충분한 정보에 의한 동의서에서 볼 수 있는 것과 유사한 정보가 포함될 수 있다. 찬성 서식은 알기 쉽고 단순한 언어를 사용하여 적절한 발달단계의 읽기 수준으로 작성되어야만 한다. 아동은 연구진과 만나 연구에 대해 논의하고, 찬성 서식이나 정보지를 검토하고, 연구에 대해 궁금한 점이 있으면 질문한다. 동의서에서, 아동은 찬성 서식에 있는 정보를 읽었고(또는 읽어준 적이 있음), 정보를 이해했으며 연구 참여에 자발적으로 동의했음을 문서화하기 위해 찬성 서식에 서명한다. 또한 연구진은 연구에 대한 정보가 아동과 논의되었는지, 아동이 질문하고 연구진이 모든 질문에 답했는지, 아동이 참여하는데 자발적으로 동의했는지를 확인하기 위해 서명을 한다. 부모나 법적 보호자가 찬성 서식에 서명하지는 않는다. 연구진은 아동에게 연구에 대해 설명해주고 그 아동이 연구를 이해한 상태에서 연구에 대한 질문을 하고, 질문에 대한 대답을 확인하는데 추가적인 시간이

34) "caveats"는 어떤 일을 하거나 생각할 때 기억해야 할 설명이나 경고를 의미한다.

필요할 수 있다. 만일 서면동의가 아닌 구두동의가 필요한 경우, 아동은 단지 참여에 동의한다고 큰 소리로 말하기만 하면 된다.

아동의 찬성과 그 부모의 허락이 모두 필요한 경우, 연구자는 아동으로부터 찬성을 획득할 때 부모가 참석해야 하는지 여부를 결정해야만 한다. 부모의 참석이 연구 참여에 대한 아동의 결정에 부적절하게 영향을 미칠 것인지, 아동의 발달 중인 자율성을 침해할 수 있는지 여부를 고려해야만 한다. 그에 반해 일부 아동은 부모가 참석하는 것이 더 편안하다고 느낄 수 있다. 게다가 연구자는 부모가 자녀의 연구 참여를 원하지만, 자녀는 원하지 않거나 반대하는 상황에 대처하는 방법을 결정해야만 한다. 이에 대해서는 연구자 소속 기관의 IRB와 논의할 수 있다.[35)]

추가 질문? 30, 41 그리고 52 질문 참조

35) 인간대상연구에 대한 보편적인 국제기준을 포함하고 있는 대표적인 국제문서인 세계의사회의 헬싱키 선언에서는 잠재적인 연구대상자의 반대의사를 존중해야 한다는 내용이 있다. 그리고 「생명윤리 및 안전에 관한 법률」 제16조 제2항에는 대리인의 동의가 연구대상자의 의사에 어긋나서는 안 된다고 규정되어 있다. 그러므로 아동이 연구 참여에 반대할 경우 그 반대의사는 존중받을 수 있어야 한다.

질문 54

How should I obtain informed consent from prospective participants when I'm conducting research outside the united states?

미국 이외의 지역에서 연구를 수행할 때 잠재적인 연구참여자로부터 충분한 정보에 의한 동의를 획득하려면 어떻게 해야 하는가?

지금까지 충분한 정보에 의한 동의에 대한 논의는 미국의 상황과 요구사항에 초점을 맞춰왔다. 만일 연구자가 미국 이외의 지역에서 연구를 수행할 경우, 연구할 국가에 충분한 정보에 의한 동의 과정을 포함하여 인간대상연구의 수행에 대한 국가 차원의 규정과 지침이 있는지를 먼저 확인해야 한다. 이는 반드시 지켜져야 한다. 만일 연구자의 연구가 미국 정부의 지원을 받을 경우, 연방연구규정도 적용되므로 연구자는 이를 준수해야만 한다. 현지 규정과 연방연구규정이 상충할 수 있으며, 궁극적으로 미국의 IRB는 개인의 자율성을 침해하지 않는 한 현지 규정이 우선되어야 한다고 결정할 수 있다.

또한 연구자는 현지 연구 상황, 문화적 규범과 기대(expectations)에 대해 배워야만 한다. 예를 들어, 개인의 자율성을 어떻게 보는가? 의사결정에서 지역사회와 가족의 역할은 무엇인가? 연구대상 집단이 지닌 연구에 대한 일반적인 이해는 무엇인가? 연구대상 집단이 문서에 서명하는 것에 대해 어떻게 생각하는가? 어떤 언어(들)를 사용해야 하는가? 연구대상 집단의 문해력 수준은 어느 정도인가? 과거 다른 연구에서 충분한 정보에 의한 동의를 획득하기 위해 무엇을 했는가?

일부 문화권에서는 미국에서 수행되는 연구에서 일반적으로 사용하는 동의 과정과 유사하게 하는 것이 적절할 수 있다. 미국에서 동의 과정은 주로 동의서나 정보지에 의존한다. 다른 문화권에서는 예를 들어, 연구의 주요 개념들을 설명하기 위해 친숙한 비유의 그림과 설명이 있는 플립 차트(flip charts)를 사용하는 것과 같이 매우 다른 동의 과정을 설계하는 것이 필요할 수 있다. 사용할 최상의 절차를 결정하는 것은 연구대상 집단의 교육 수준과 이전 연구에 참여했던 경험 그리고 충분한 정보에 의한 동의에 관한 현지의 기대(local expectations)에 따라 종종 달라진다.

게다가 필요한 경우, 동의서를 포함하여 충분한 정보에 의한 동의 획득 과정이 지역윤리위원회(local ethics committee)와 연구자 소속 기관의 IRB 모두에서 심의와 승인을 받아야 한다.

다음은 연구자와 다른 국가에 있는 연구참여자로부터 동의를 획득하기 위한 몇 가지 원칙이다.

1. 현지 연구자와 협력하여 연구를 개발하고 수행하며, 충분한 정보에 의한 동의 과정을 설계하여 동의서나 정보지를 작성한다.
2. 연구윤리와 충분한 정보에 의한 동의에 관한 현지 규정과 지침을 찾아서 읽고 이를 준수해야 한다.
3. 필요한 경우, 관할지역 내에서 연구를 수행하기 위해 해당 지역사회의 지도자로부터 허락을 얻는다. 연구자가 권한 있는 사람에게 그 사람의 관할권에 있는 잠재적인 연구참여자에게 접근할 수 있드록 허락해달라고 요청하는 것은 (a) 잠재적인 연구참여자가 연구에 참여하기를 원하고, (b) 잠재적인 연구참여자가 참여하지 않기로 선택하더라도 어떤 영향도 발생하지 않을 것이며, (c) 권위 있는 사람이 누가 연구에 참여하거나 참여하지 않기로 선택했는지 여부를 알 권리가 없다는 것을 현지 지도자와 잠재적인 연구참여자가 인지하고 있는 한 완전히 허용된다.
4. 의미 있는 방식으로 연구를 설명할 수 있는 가장 좋은 방법을 찾는다. 연구대상 집단의 일반적인 문해력과 이전 연구에 참여했던 경험에 따라 친숙한 비유, 그림, 그래픽(graphics)의 사용과 같이 그 연구를 설명하기 위해 문화적으로 적절한 방식을 고려해야 한다. 일반적으로 서면문서를

사용하지 않는 문화권에서는 동의서가 연구참여자를 존중하는 가장 좋은 방법이 아닐 수 있다.

5. 서면으로든 대화로든 연구의 목적, 위험 및 이득에 대해 매우 명확히 해야 한다. 전 세계적으로 사람들이 연구를 이해하는 데 어려움을 겪는 경우가 많으며 일부 사람들은 연구의 목적이 자신에게 이득이 될 것이라고 생각한다.
6. 현지 언어로 동의서, 정보지 및 기타 자료를 번역하고, 그것을 다시 영어로 번역한다. 가장 좋은 방식은 먼저 현지 언어로 동의서를 작성하는 것이다.
7. 주요 연구 용어의 목록을 만들고 현지 언어로 번역한다. 해당 언어를 구사하는 여러 사람과 번역을 확인한다. 처음 영어로 작성된 동의서를 번역할 때 이 목록을 사용한다.
8. 충분한 정보에 의한 동의서에 서명하는 것이 연구대상 집단에 문화적으로 적합한지 알아본다. 적합하지 않을 경우, 연구참여자만을 식별할 수 있는 부호(mark)나 지문(thumbprint)과 같이 적절한 대안을 찾아본다.
9. 연구자가 제안한 충분한 정보에 의한 동의 과정과 동의서에 대한 의견(feedback)을 연구대상 집단 및 지역사회 사람들로부터 얻는다. 필요한 경우, 지역사회 자문위원회(community advisory board)를 만든다.
10. 만일 문화적으로 해당하는 경우, 잠재적인 연구참여자의 요청이 있을 때 충분한 정보에 의한 동의 과정에서 잠재적인 참여자의 배우자나 다른 가족구성원과 만나 연구를 설명할 것을 제안한다.
11. 잠재적인 연구참여자들 사이에서 연구의 이해도를 평가하기 위해 문화적으로 적절한 방법을 개발한다. 예를 들어, 어떤 곳에서는 참/거짓 퀴즈를 사용하는 것이 적절하지 않을 수 있다. 왜냐하면 잠재적인 연구참여자가 권한이 있는 것으로 간주될 수 있는 연구진의 진술에 반대하기 어려울 수 있기 때문이다.

추가 질문? 46, 65 그리고 66 질문 참조

참고문헌

Appelbaum, P. S., & Grisso, T. (2001). *The MacArthur Competence Assessment Tool for Clinical Research (MacCAT-CR).* Sarasota, FL: Professional Resource Press.

Beauchamp, T. (2011). Informed consent: Its history, meaning, and present challenges. *Cambridge Quarterly of Healthcare Ethics, 20,* 515-523.

Birbili, M. (2000). Translating from one language to another. *Social Research Update, 31.* University of Surrey. Retrieved from http://sru.soc.surrey.ac.uk/SRU31.html

Denzin, E. M., Santibanez, M. E. B., Moore, H., Foley, A., Gersten, I. D., Gurgol, C., . . . Murphy, E. A. (2012). Easy-to-read informed consent forms for hematopoietic cell transplantation clinical trials. *Biology of Blood and Marrow Transplantation, 18,* 183-189.

Faden, R. R., Beauchamp, T. L., & King, N. M. (1985). *A history and theory of informed consent.* New York, NY: Oxford University Press.

Hallinan, Z. P., Forrest A., Uhlenbrauck, G., Young, S., & Mckinney, R., Jr. (2016). Barriers to change in the informed consent process: A Systematic literature review. *IRB: Ethics & Human Research, 38*(3), 1-10.

Institute of Medicine, Board on Population Health and Public Health Practice, Roundtable on Health Literacy. (2015). *Informed consent and health literacy: Workshop summary.* Retrieved from http://nationalacademies.org/hmd/reports/2015/informed-consnet-health-literacy.aspx

National Bioethics Advisory Committee (NBAC). (2001). Voluntary informed consent. In *Ethical and policy issues in international research: Clinical trials in developing countries*(Vol.1., pp. 35-53). Bethesda, MD: Author. Retrieved from https://repository.library.georgetown.edu/bitstream/handle/10822/559362/nbac_international.pdf?sequence=1&isAllowed=y

National Commission for the Protection of Human Subjects of Biomedical and Behavioral Research. (1979). *The Belmont Report: Ethical principles and guidelines for the protection of human subjects of research.* Retrieved from https://www.hhs.gov/ohrp/regulations-and-policy/belmont-report/index.html

CHAPTER 6

윤리적 연구 설계

Designing Ethical Research

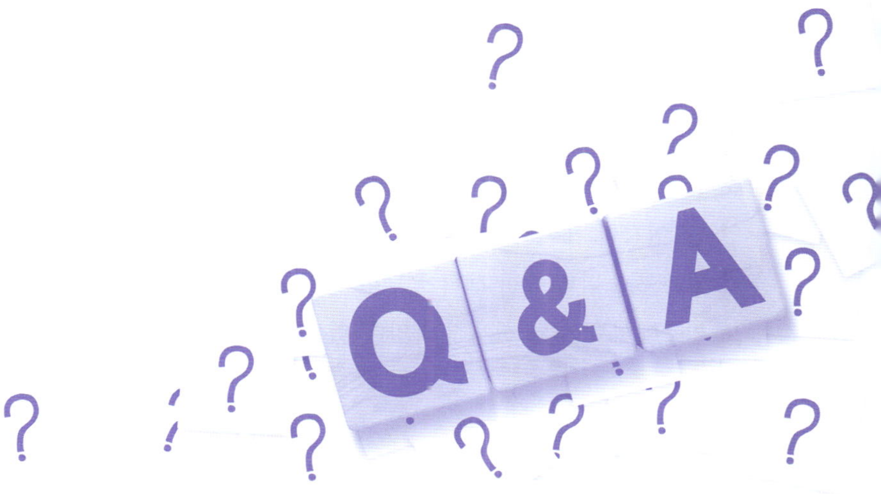

질문

55

How do I ensure that eligibility criteria are appropriate and fair?

선정기준이 적절하고 공정한지를 어떻게 확인하는가?

연구참여자의 선정기준은 포함요건과 제외요건으로 구성된다. 포함기준은 개인이 연구에 참여할 수 있는 자격을 갖추기 위해 갖추어야 하는 특성이다. 제외기준은 연구 참여를 금지하는 특성이다. 예를 들어, 어떤 연구에서는 18세부터 25세 사이와 같은 특정 연령 범위 내에 있는 사람을 연구참여자로 요구할 수 있다. 또 다른 연구에서는 연구참여자가 한부모 가정에서 자란 것과 같은 특정 경험이 있어야 참여할 수 있거나 당뇨병과 같은 특정 건강상태를 가진 것을 요구할 수 있다. 반대로 연구에서 특정 경험이나 의학적 상태에 있는 개인을 제외할 수 있다. 또한 연구에 참여하는 것이 너무 위험하다는 사실에 근거하여 연구에서 제외될 수 있다. 예를 들어, 노인을 대상으로 하는 운동 프로그램에 대한 연구에서는 심장질환이 있는 사람을 제외할 수 있다.

특정한 특성을 가진 개인의 경험과 그 경험으로 인한 데이터가 더 광범위한 집단의 것과 크게 다르며, 이러한 특성을 공유하는 사람이 충분하지 않을 것이라고 믿을만한 타당한 이유가 있는 경우, 의미 있는 결론을 내리기 위해 연구참여자의 제외기준을 두는 것이 적절할 수 있다. 예를 들어, 청각장애가 있는 청소년의 대학 생활에 대한 경험을 설명하는 것을 목표로 하는 소규모 연구에서는 다른 신체적 제약이 있는 사람을 제외하는 것이 합리적일 수 있다.

적절한 선정기준을 결정할 때, 연구자는 연구의 과학적 목적과 윤리원칙, 특히 위험과 이득의 균형과 정의(justice)를 고려해야만 한다. 연구는 과학적으로 건실해야 한다. 만일 연구의 선정기준이 너무 넓거나 너무 좁으면, 결과를 해석하고 일반화하는 능력이 제한될 수 있다. 만일 연구자의 연구결과가 의미가 없다면, 연구참여자의 시간을 낭비한 것이고 연구참여자는 정당한 이유 없이 위험에 노출되었을 가능성도 있다. 연구자는 연구계획서에 포함기준과 제외기준에 대한 정당화 근거를 제시해야만 한다. 중요한 것은 포함기준과 제외기준이 결코 편의에 근거를 두어서는 안 된다는 것이다. 선정기준은 연구해야 할 현상에 대해 알려진 내용을 기반으로 결정되어야 한다.

추가 질문? 15, 27 그리고 50 질문 참조

질문
56

What strategies can
I use to ethically recruit people to join my research?

연구에 참여할 사람을 윤리적으로 모집하기 위해 어떤 전략을 사용할 수 있는가?

모든 연구를 위해 권장할 수 있는 최적의 모집 전략은 없다. 많은 연구에서 다수의 전략이 필요하다. 특정 연구에 대한 최선의 전략은 과학적 목적뿐만 아니라 선정기준, 필요한 연구참여자의 수, 연구기간 및 연구에 이용 가능한 자원에 따라 다르다. 연구자가 모집공고문과 접근방식을 개발할 때, 반드시 연구자 소속 기관의 IRB에서 제시하고 있는 연구참여자 모집에 관한 정책을 확인해야 한다.

연구를 위해 연구참여자를 모집할 때, 연구자는 개인의 사생활을 보호해야 하고, (1) 특정 집단의 일원으로 개인을 식별하거나, (2) 특정 행동에 참여할 것을 제안하거나, (3) 개인이 특정 조건을 가지고 있다는 인상을 주는 접근방식을 사용하지 말아야 한다. 집단, 행동 또는 조건이 어떤 방식으로든 낙인을 찍을 경우, 잠재적인 연구참여자의 사생활을 보호하는 것이 특히 중요하다.

잠재적인 연구참여자는 다양한 직간접적 방법을 통해 연구에 접근할 수 있다. 간접적인 방법으로는 전단지(flyers), 공공장소에 게시된 모집공고문 그리고 연구에 관심 있는 사람들에게 참여할 기회를 알려주는 라디오, 신문, 텔레비전 또는 인터넷 광고를 포함한다. 연구에 관심 있는 사람이 원하는 사생활 공개 정도를 선택하면서 연구에 대해 더 자세히 알아보기 위해 연구자 또는 연구진에게 전화를 걸 수 있다. 직접적인 접촉을 제한하는 방법은 개인의 사생활을 가장 존중하는 방법이지만, 많은 연구참여자를 확보하지는 못할 수 있다.

직접적인 모집 방법에는 개인 맞춤형 편지, 전자우편, 전화, 대면 요청이 포함된다. 직접적인 모집 방법은 특정 인구집단에서 확인된 개인을 목표로 삼아 할 수 있다. 예를 들어, 지역사회에서 이루어지는 설문조사에서 특정 우편번호의 주소와 연결된 전화번호를 무작위로 선택하여 전화를 걸 수 있다. 직접적인 모집 방법을 사용하여 선정기준을 충족할 가능성이 있는 사람에게 연락할 수도 있다. 예를 들어, 연구자가 학교 관리자의 허락을 받아 학교 급식 프로그램에 참여하는 모든 아동의 부모에게 편지를 발송하는 것을 원할 수 있다. 직접적인 모집 방식을 사용하는 경우, 연구자는 잠재적인 연구참여자에게 그 사람이 어떻게 식별되었는지를 설명해주고 연구 참여가 자발적이라는 것을 알려야 한다. 직접적인 모집 방법이 일반적으로 더 많은 연구참여자를 모집할 수 있을지라도, 일부 사람들은 이러한 연구 참여 권유를 사생활 침해로 간주할 수 있다.

연구의 유형과 연구참여자 선정기준에 따라, 연구자는 특정 장소에서 연구참여자를 모집할 수 있다. 여기에는 학교, 의료센터, 사회복지서비스를 제공하는 기관, 사업체, 지역주민센터 또는 연구참여자 선정기준을 충족하는 사람들이 있을 가능성이 있는 장소가 포함될 수 있다. 이러한 장소에서는 직간접적인 모집 수단을 사용할 수 있다. 모집 장소에 따라 연구자는 해당 장소와 관련하여 권한을 가진 사람에게 허락을 받아야 할 수 있다. 의료기관은 HIPAA 프라이버시 법(privacy laws)을 준수해야만 하며(질문 26번 참조), 연구 목적을 위해 환자의 의무기록에 접근하는 것에 대한 지침을 설명하는 추가적인 프라이버시 법에 대한 정책을 가지고 있을 수 있다. 개인이 직접적인 방법으로 모집되는 경우(예를 들어, 단체행사에서), 개인정보를 공유하는 소리를 다른 사람들이 듣지 못하도록 조용하고 사적인 장소에서 상호작용이 이루어져야 한다.

협력기관을 통해 연구참여자를 모집할 때, 연구 참여에 관심 있는 사람은 자신이 연구 참여에 대해 거부한다고 해서 그 기관과의 관계가 손상되거나 그들이 받는 돌봄이나 서비스에 영향을 미치지 않는다는 사실을 이해하고 신뢰하는 것이 중요하다. 만일 협력기관의 직원이나 자원봉사자가 연구참여자를 모집하는 일에 참여할 경우, 이러한 사람은 연구의 윤리적 표준에 대해 적절한 교육을 받아야만 한다. 협력기관에서 연구자에게 개인의 연락처 정보를 공유하는 것과 관련된 정책을 가지고 있다면, 연구자는 이러한 정책을 준수해야만 한다. 협력기관에서 연구에 대한 정보를 직접 보내는 것이 바람직할 수 있다.

연구자가 잠재적인 연구참여자와 먼저 연락을 하는 것보다 협력기관에 소속된 사람이 먼저 연락을 하는 것에 대한 장단점이 있다. 한편으로 잠재적인 연구참여자는 교사 또는 서비스 제공자와 같이 이미 잘 알고 있는 협력기관의 사람을 더 편안하게 느낄 수 있다. 이것은 연구에 대한 더 나은 이해와 더 유효하고 충분한 정보에 의한 동의로 이어질 수 있다. 또한 연구참여자 선정기준을 충족시킬 수 있는 개인에 대한 기관의 접근 권한을 고려할 때, 협력기관의 직원이 전용 공간에서 잠재적인 연구참여자와 일대일로 연구에 대한 정보를 공유하고, 관심 있는 사람에게 연구 등록 방법에 대한 정보를 제공할 수 있다. 마지막으로, 직원은 잠재적인 연구참여자의 건강상태나 특정 서비스를 받는 이유에 대해 이미 알고 있기 때문에 개인의 사생활이 침해받지 않을 가능성이 높다(일부 개인은 연구 참여에 대한 연락을 받는 것을 원하지 않을 수도 있다). 그에 반해 잠재적인 연구참여자가 아는 누군가에게 "아니오"라고 말하는 것이 더 어려울 수 있다.

이상적으로는 연구 참여에 대해 연락하는 사람은 누구라도 잠재적인 연구참여자에 대한 권한이 있는 위치에 있어서는 안 된다. 잠재적인 부당한 유인에 대한 우려는 사생활에 대한 고려사항과 적절한 충분한 정보에 의한 동의의 필요성 간에 균형을 이루어야 한다. 예를 들어, 연구자는 사회복지기관의 직원이 고객에게 설문지를 작성하도록 부탁하는 것이 더 나을 것인지, 아니면 기관이 고객에게 직접 우편으로 설문지를 보내서 연구자에게 회신해달라고 요청하는 것이 더 나을지를 결정해야 한다. 이러한 각 선택지에는 위험과 이득이 있다. 고객은 서비스를 받는 누군가로부터 요청받았기 때문에 참여해야 한다는 압박감을 느낄 수 있다. 반면에 설문지를 집으로 우편 발송하여 받게 되면 설문조사의 목적과 잠재적인 위험에 대해 질문할 기회가 없다.

'눈덩이 표집(snowballing)'은 또 다른 모집 방법이다. 눈덩이 표집은 연구참여자들이 알고 있는 사람 중 연구참여자 선정기준을 충족할 것이라고 생각하는 사람을 식별하는 것이다. 이 접근방식을 사용할 경우, 연구참여자가 연구자에게 개인의 성명과 연락처 정보를 주기보다는 연구자의 연락처 정보를 그 사람에게 주는 것이 가장 좋다. 이렇게 하면 관심 있는 사람이 연구자에게 직접 연락할 수 있다. 연구참여자 선정기준을 충족할 것이라고 생각되는 사람의 정보를 연구자에게 직접 주는 것은 개인의 사생활 침해이다.

많은 대학교에는 특정 선정기준을 충족하는 개인을 식별하기 위해 접근할 수 있는 연구참여자 풀(pools)이 있다. 이러한 풀에는 연구참여자를 식별하고 연락할 수 있는 방법과 관련된 지침이 있다.

추가 질문? 57, 58 그리고 68 질문 참조

질문 57

When is it appropriate to pay participants for taking part in research?

연구참여자에게 언제 비용을 지불하는 것이 적절한가?

연구참여자에게 금전적인 대가를 포함하여 일부 보상을 제공하는 것은 거의 항상 윤리적으로 허용된다. 특히 일부 연구에서는 참여하는 데에 시간이 많이 걸리거나 다른 방법으로 부담스러운 경우에는 개인에게 연구 참여를 장려하기 위해 금전적인 대가를 제공하는 것이 필요할 수 있다. 예를 들어, 연구참여자가 연구를 위해 여러 번 방문해야 할 경우, 연구에 대한 참여를 주저할 수 있다. 금전적인 대가를 지불하는 것은 연구의 위험을 상쇄하기 위한 것이 아니므로 연구의 이득으로 제시되어서는 안 된다. 오히려 금전적인 대가를 지불하는 것은 연구 장소를 방문하게 되는 연구참여자의 시간, 불편, 교통비에 대한 비용보전(reimbursement) 또는 연구참여자의 기여를 인정한다는 의미에서 "감사하다"라는 표현으로 간주된다. 볼펜이나 손가방과 같은 작은 물품도 적절한 인센티브이다.

연구자, 윤리학자, IRB 위원은 금전적인 대가를 지불하는 것이 일부 사람들로 하여금 연구의 위험을 무시하게 하고 자발적인 충분한 정보에 의한 동의를 제공할 능력을 저하시킬 수 있다는 우려를 표명해왔다. 이는 제공되는 금액이 너무 많아서 거절할 수 없기 때문에 개인이 연구에 참여하기로 결정한 경우에 발생할 수 있다. 즉, '거절하기에는 너무 좋은' 제안이라는 것이다.

연구자는 연구의 위험을 적절하게 최소화하며, 잠재적인 연구참여자에게 연구에 대한 윤리적 요구사항을 모두 전달하고, 지불하는 금액이 연구 절차와 관련된 시간과 부담에 적절한지를 확인함으로써 보상을 거부하기 어려울 수 있다는 우려를 다룰 수 있다. IRB는 연구자가 연구참여자에게 제공할 계획인 인센티브 금액을 승인해야 한다.

일부 연구기관에서는 연구참여자에게 현금이나 수표를 지급하기 위해 개인정보를 제공하도록 요구하는데, 미국의 경우에는 사회보장번호(social security numbers)를 제공하도록 요구할 수도 있다. 이는 데이터 유출로 인해 발생할 수 있는 잠재적인 해를 증가시키기 때문에 동의서에 언급해야 한다. 또한 이것은 불법이민자, 사회보장번호가 없는 사람 또는 신원 도용이 우려되는 사람을 포함하여 특정 개인이 참여하는 것을 막을 수 있다. 일부 연구에서는 연구참여자에게 현금이나 수표 대신 상품권으로 보상하기도 한다. 이러한 관행은 일반적으로 허용된다. 하지만 상품권을 교환하기 위해 특정 업체에 쉽게 접근할 수 없는 사람들과 같은 특정 개인에게는 불리할 수 있다.

아동을 대상으로 연구를 하는 경우, 연구자는 IRB의 승인을 받았다면 아동에게 소액을 지불하거나 선물을 제공할 수 있다. 또한 연구자는 부모가 연구 클리닉을 오가기 위해 자녀를 데리고 오는데 교통비가 발생할 수 있으므로 부모에게 그 비용을 지불해야 하는지 여부도 고려해야 한다. 자녀의 연구참여에 대한 부모의 결정에 부정적인 영향을 미치지 않도록 하기 위해 부모에게 제공되는 금액은 연구 참여로 인해 소요되는 비용을 충당하기에 적절해야 한다. 아동과 함께 일하는 기관과 IRB는 아동과 그 부모에게 지불과 관련하여 다른 정책을 가지고 있을 수도 있다.

추가 질문? 14, 56 그리고 58 질문 참조

질문

58

How do I determine the appropriate amount to pay research participants?

연구참여자에게 지불할 금액의 적절성은 어떻게 결정하는가?

안타깝게도 연구자가 적절한 금액을 결정하는 데 도움이 되는 지침은 거의 없다. 그리고 공식적인 정책을 수립한 IRB도 거의 없다. 그러나 대학교나 학과에서 연구자가 일반적으로 사용하는 '경험치(rule of thumb)'의 액수나 범주를 가지고 있을 수 있다. 일부 연구자는 지역 최저임금을 연구 참여에 소요될 예상시간에 곱하여 연구참여자에게 지불할 금액을 결정한다. 실제로 지불되는 금액의 범위는 매우 다양하다. 만일 연구자가 주변의 다른 연구자와 동일한 유형의 연구참여자를 모집하려고 한다면, 연구자는 이전 연구에서 금전적인 대가를 지불했던 관행이 연구참여자의 기대에 영향을 미친다는 점을 인식하는 것이 중요하다. 특히 연구자가 많은 연구집단을 대상으로 연구를 하는 경우에 더욱 그러하다.

윤리적인 고려사항을 제쳐두고 궁극적으로 모든 연구자가 연구참여자에게 지불할 수 있는 금액은 연구에 사용 가능한 자원 그리고 면담자에게 지불하거나 데이터를 입력하는데 소요되는 비용과 같이 연구에 소요되는 다른 비용에 따라 달라진다. 연구참여자에게 인센티브를 지불하면, 모집문건을 만들기 위한 비용이나 연구참여자와 일정을 잡기 위해 하는 전화 통화 등과 같은 비용을 줄일 수 있다. 따라서 연구참여자에게 인센티브를 지급하는 것은 충분한 표본 크기를 달성하기 위해 비용 대비 효율적인 수단이 될 수 있다. 특정 연구에 필요한 연구참여자의 수가 상당히 많지만 예산이 적은 경우나 연구에 참여하는 모든 사람에게 인센티브를 지불하는 것이 가능하지 않을 경우에는 추첨(lottery)이 허용될 수도 있다.[36] 연구참여를 완료한 연구참여자에게 추첨을 통해 제한된 수의 경품(현금 또는 기타 물품)을 받을 수 있는 특정 기회가 주어진다. 실제 당첨 가능성은 동의서나 정보지에 명확히 기술되어 있어야만 한다.

추가 질문? 49, 56 그리고 57 질문 참조

36) 원문에서는 추첨이 허용될 수도 있다고 설명하고 있지만 추첨을 통해 일부 연구대상자에게만 현금이나 물품을 받을 수 있는 기회를 주는 것은 연구대상자에게 사행심을 불러일으킬 수밖에 없다. 뿐만 아니라 연구 참여를 위해 동일하게 노력하고 시간을 소요했음에도 불구하고 현금이나 물품을 받지 못하게 되는 연구대상자에게는 상대적으로 박탈감을 느끼게 할 수밖에 없는 문제가 있을 수 있기 때문에 적절한 보상 방법이 아닐 수 있다.

질문 59

What ethical issues should I consider when conducting focus group discussions?

포커스 그룹 인터뷰를 수행할 때 어떤 윤리적 문제를 고려해야 하는가?

포커스 그룹 인터뷰를 통해 수행하는 연구의 주요 윤리적 고려사항은 개별 인터뷰를 수행하는 것에 비해 집단 환경(group setting)에서 데이터를 수집하는 것이 연구참여자에게 더 큰 위험을 초래하는지 여부이다. 고려해야 할 위험에는 정보에 대한 위험(사생활 및 비밀보장에 대한 위험), 사회적 위험(관계에 대한 위험), 정서적 위험과 심리적 위험이 포함된다.

포커스 그룹 인터뷰가 종료되면 연구참여자가 다른 사람과 공유한 내용을 통제할 수 없기 때문에, 다른 연구참여자가 있는 상태에서 데이터를 수집하면 연구참여자의 사생활 및 비밀을 완전히 보호하는 연구자의 능력이 제한된다. 이러한 이유로 연구자는 충분한 정보에 의한 동의 과정 중에 잠재적인 연구참여자에게 사생활 보호 및 비밀보장에 대한 위험을 알려야 한다. 또한 연구자는 집단토론 중에 다룰 주제를 고려해야 한다. 민감한 주제에 대한 연구는 연구참여자의 사생활 및 비밀보장뿐만 아니라 개인적 편안함에도 위험을 초래한다. 따라서 일반적으로 연구참여자는 포커스 그룹 인터뷰에서 민감한 사적 주제에 대해 토론하도록 요청받지 않는다. 오히려 연구자는 심층 인터뷰를 통해 민감한 주제에 대해 질문한다.

연구자가 민감한 주제에 대해 토론할 계획이 없더라도, 연구자는 이름(first names)만 사용하거나 가명을 사용하는 것과 같이 포커스 그룹 인터뷰가 진행되는 동안 연구참여자의 사생활을 보호하기 위한 조치를 취해야 한다. 그러나 직접적으로 집단을 만나기 때문에 연구참여자가 실명을 밝히지 않더라도 향후 연구자나 다른 연구참여자가 알아볼 가능성이 있다. 그러므로 진정한 의미의 익명화는 불가능하며 절대 이를 약속해서는 안 된다. 전화나 온라인을 통해 포커스 그룹 인터뷰를 진행하면 연구참여자들이 이러한 토론이 익명으로 이루어진다고 믿을 수 있지만, 모든 연구참여자가 서로의 목소리를 듣기 때문에 완전한 익명화는 불가능하다.

포커스 그룹 인터뷰 과정을 오디오로 녹음하고, 녹음 내용을 전사하고, 녹취록을 분석하는 것이 일반적이다. 일부 연구자는 비디오로 녹화하기도 한다. 토론을 녹음하면 데이터의 정확성이 보장된다. 그러나 녹음은 비밀보장에 잠재적인 추가 위험을 초래할 수 있다. 특히 억양이나 언어장애로 인해 고유한 목소리를 가진 사람의 경우, 그 사람의 얼굴과 목소리를 인식할 수 있다. 특정 장소에 대한 언급이나 사람의 성명과 같은 식별정보는 전사하는 동안 기록하는 내용에서 수정해야 한다(질문 22번과 23번 참조).

포커스 그룹 인터뷰에 참여하는 연구참여자 간에 이미 존재하거나 지속적인 관계가 있는 경우, 사회적 위험이 발생할 수 있다. 집단 환경에서는 잠재적으로 침해당할 가능성이 있는 사생활(예를 들어, 불법행위에 대한 논의)이나 부정적인 의견(예를 들어, 서비스에 대한 불만)이 제3자(예를 들어, 서비스 제공자나 고용주)에게 전달될 가능성이 훨씬 더 많다. 예를 들어, 주(state)에서 주는 혜택을 받고 있는 사람을 대상으로 한 포커스 그룹 인터뷰에 참여한 연구참여자가 자신이 주로부터 받고 있는 이득을 유지하기 위해 관련 서식에 거짓을 기재하고 있음을 공개하면 어떻게 될까? 연구자가 비밀보장을 약속하더라도 다른 연구참여자가 이 정보를 사회복지사와 공유할 수 있다. 포커스 그룹 인터뷰에 참여하는 연구참여자가 제3자에게 알리는 경우, 피해를 줄 수 있는 정보를 공개할 수 있다면 포커스 그룹 인터뷰 대신 개별 인터뷰를 수행하는 것이 더 바람직할 수 있다.

연구참여자가 다른 사람의 견해와 경험을 들을 경우, 그들이 문제에 대해 다르게 생각하거나 더 깊이 생각하는 데 도움이 될 수 있기 때문에 연구자는 포커스 그룹 인터뷰라는 방법을 통해 모든 연구참여자로부터 더 가치 있는 의견을 얻을 수 있다. 포커스 그룹 인터뷰 진행자는 연구참여자가 의견을 공유할 수 있는 안전한 공간을 보장해야 한다. 그러나 포커스 그룹 인터뷰 진행자는 포커스 그룹 인터뷰에 참여하는 어떤 연구참여자가 진술을 하거나 인터뷰 목적과 무관한 자신의 개인적 경험을 공유할 때 다른 연구참여자가 화를 낼 수 있다는 것도 인식해야만 한다. 일부 연구참여자는 공유하려고 했던 것보다 더 많은 정보를 공개할 수 있다. 사람들은 때때로 친구나 가족보다 낯선 사람에게 사적이고 민감한 정보를 공개하는 것을 더 편하다고 느낀다. 그러나 너무 많은 것을 공개하면 연구참여자가 포커스 그룹 인터뷰가 끝난 이후 화를 내거나 후회할 수도 있다. 만일 연구참여자가 화가 났더라도 여러 사람이 모여 진행되는 포커스 그룹 인터뷰의 특성 때문에 연구자가 이를 알아차리기 어려울 수 있다. 연구주제에 따라 화를 내는 연구참여자에게는 지역사회 서비스나 돌봄에 대한 의뢰가 필요할 수 있다.

다음과 같은 몇 가지 모범사례가 혼란을 줄일 수 있고, 모든 연구참여자의 편안함과 안전을 보장할 수 있다. 포커스 그룹 인터뷰를 시작하기 전에 연구자는 연구참여자들에게 다른 사람의 견해를 존중하고, 한 번에 하나씩만 이야기하고, 이야기하기를 요청받을 때까지 기다리며, 포커스 그룹 인터뷰에서 말한 내용을 외부에 이야기하지 않는 것이 중요하다는 것을 말해주어야 한다. 포커스 그룹 인터뷰에 참여하는 연구참여자에게 참여가 자발적이고, 원하지 않을 경우 특정 질문에 답할 필요가 없으며, 언제든지 참여를 중단하고 떠날 수 있음을 상기시켜주어야 한다. 항상 포커스 그룹 인터뷰에 참여하는 개인의 편안함이 포커스 그룹 인터뷰에 참여하는 것보다 더 우선한다는 것을 분명히 해야 한다.

추가 질문? 12, 17 그리고 100 질문 참조

질문 60

What ethical issues should I consider when conducting participant observations?

연구참여자를 관찰할 때 어떤 윤리적 문제를 고려해야 하는가?

연구자는 인터뷰나 설문조사와 같은 데이터 수집 방법을 통해 접근할 수 없는 데이터에 대해서는 연구참여자에 대한 관찰을 통해 얻을 수 있다. 연구참여자 관찰에는 피상적인 활동에 대한 간단한 관찰뿐만 아니라 수년 동안 지역사회에 참여하여 활동하는 민속학자(ethnographers)에 의한 관찰이 포함될 수 있다. 연구참여자 관찰을 통해 수행되는 연구가 다양하므로 윤리적 기준을 획일적으로 적용하기란 어렵다. 그러나 사람들은 일반적으로 '감시당하는 것'을 좋아하지 않으며, 사회행동과학연구에서 과거 몇몇 연구윤리 스캔들(scandals)은 관찰 연구와 관련이 있다. 연구자가 관찰 연구를 계획할 때, 관찰을 수행할 장소를 고려해야 한다. 그 장소에 있는 사람들은 일반적으로 어느 정도로 사생활이 보호될 것이라고 기대하는가?

만일 연구자가 개별 연구참여자를 식별할 수 없는 방식으로 데이터를 수집한다면, 연구자의 관찰 연구는 연방연구규정에 따른 감독이 면제되는 것으로 간주될 수 있으며, 충분한 정보에 의한 동의가 필요하지 않을 수 있다. 예를 들어, 연구자는 미술관에서 사람들의 관람 행동을 관찰하고 단순히 숫자와 기본적인 인구통계만을 기록하는 경우가 이에 해당될 수 있다.

연구자가 잠재적으로 개인을 식별할 수 있는 정보를 더 많이 수집할수록(그리고 수집하는 정보가 더 사적이고 민감할수록) 연구로 인해 야기되는 위험이 커진다. 만일 연구자가 관찰 연구의 일환으로 개인식별정보를 수집해야만 한다면, 서면이나 구두로 충분한 정보에 의한 동의를 획득하거나 동의 획득 면제를 요청해야 할 수 있다.

또 다른 중요한 윤리적 고려사항은 관찰하는 도중에 연구자로서 자신의 신원을 공개할지 여부와 그 공개 시기이다. 이것은 연구자와 연구자가 관찰하고 있는 사람들 사이의 상호작용 정도에 달려있다. 만일 연구자가 관찰을 위해 연구참여자와 상호작용을 할 필요가 없고 연구참여자를 식별할 수 있는 정보를 수집하지 않는다면, 일반적으로 연구자가 자신의 신원을 드러내지 않는 것이 윤리적으로 허용된다. 그러나 연구자가 특정 반응을 유도하기 위해 대화에 참여하는 것과 같이 관찰 중인 사람들과 상호작용을 하는 경우, 관찰 대상이 되는 사람으로부터 충분한 정보에 의한 동의를 획득해야 할 것이다.

연구자가 스스로 연구자가 아닌 다른 역할을 하는 척하면서 특정 환경에서 오랜 시간을 보내는 은밀한 관찰 연구는 많은 윤리적 이의를 제기해왔다. 연구대상인 사람들은 자신이 연구의 대상이 되고 있다는 사실을 알지 못한다. 은밀한 연구가 사생활권을 압도적으로 침해한다는 것을 감안할 때, 이런 연구는 상당한 윤리적 정당성을 가지고 있어야 한다. 이런 연구는 연구의 사회적 이득을 근거로 해서만 정당화될 수 있다. 은밀한 관찰을 뒷받침하는 과학적 주장은 만일 그들이 관찰되고 있다는 것을 알게 되면 자신의 행동을 바꿀 수 있다는 것이다. 그러나 이러한 방법으로 연구를 수행하는 것은 연구참여자에 대한 존중의 요구, 대중의 신뢰에 대한 배신, 연구참여자에 대한 잠재적 해, 취약한 개인 및 집단에 대한 착취, 연구자가 위장을 유지하는 것에 대한 부담, 연구자가 은밀한 관찰을 했다는 것을 알게 될 경우에 연구자에게 해를 입힐 가능성 등 중요한 윤리적 고려사항이 있다.

연구참여자와 상호작용을 포함한 은밀한 관찰은 상호작용이 짧고 다른 방법으로는 연구 데이터를 수집할 수 없는 경우에 정당화될 수 있다. 예를 들어, 연구자가 편의점에서 손님으로 가장하고 들어가서 가게 점원들이 주류 구입을 위해 신분증 제시를 요구하는지 확인하고자 할 수 있다. IRB는 이러한 방식으로 수행되는 연구를 수용할 수 있는 것인지에 대해 다른 견해를 가질 수 있다. 왜냐하면 직원들이 자신도 모르는 사이에 관찰되는 것에 대해 화를 낼 가능성이 있기 때문이다.

또한 연구자가 연구하는 동안 의도적으로 또는 의도하지 않았을지라도 불법행위를 관찰할 수 있다. 만일 이것이 가능하다면, 연구자는 연구가 비밀보장증명서를 받을 자격이 있는지 여부를 포함하여 자신이 관찰하여 알게 된 불법행위에 어떻게 대응할 것인지를 미리 계획해야 한다(질문 25번 참조).

추가 질문? 21, 37 그리고 72 질문 참조

질문 61

What are some of the ethical issues raised by deception in research, and when is it ethically acceptable to use deception?

연구에서 속임으로 인해 제기되는 윤리적 문제는 무엇이며, 언제 속임을 사용하는 것이 윤리적으로 허용되는가?

속임(deception)은 20세기 초반 이래로 사회과학연구에서 사용되어왔다. 스탠리 밀그램(Stanley Milgram)의 복종연구에 참여한 사람들이 정신적 해를 경험했던 1970년대에 윤리적 논쟁이 발생했다. 일반적으로 사람들이 속는 것을 좋아하지 않기 때문에 속임연구는 연구에 대한 대중의 신뢰에 부정적인 영향을 미칠 가능성이 있다.

연구에 있어서 속임은 다양한 형태를 취할 수 있다. 연구의 진짜 목적이나 목표가 연구참여자에게 완전히 전달되지 않을 때, 간접적인 속임이 발생한다. 다른 경우에 속임은 직접적일 수 있다. 예를 들어, 연구참여자를 의도적으로 오도하거나, 연구 절차의 필수 구성요소에 대해 잘못된 거짓 정보를 제공하거나, 특정 검사나 연구 수행에 대한 거짓 피드백(false feedback)을 제공할 수 있다.

미국 심리학회 윤리강령(American Psychological Association's Code of Ethics)에 따르면, 속임이 윤리적으로 허용되기 위해서는 다음의 네 가지 조건이 충족되어야만 한다.

1. 연구가 과학적 지식에 상당한 기여를 할 것이다. 사소한 질문에 대한 답을 얻기 위해 연구참여자를 속여서는 안 된다.
2. 관심이 있는 현상이 현상을 연구함에 있어 연구참여자를 속이지 않

고 다른 수단을 이용해서는 연구할 수 없다. 연구자가 고용 편향(employment biases)을 연구한다고 상상해보자. 연구자는 연구참여자에게 모든 자격은 동일하지만 인종, 젠더(gender) 및/또는 연령이 다른 잠재적인 구직 후보자를 평가할 것을 요청한다. 대부분의 사람들은 자신이 선입견을 가지고 있다고 여겨지기를 원하지 않기 때문에 사람들에게 연구의 목적을 알리는 것이 그들의 응답에 거의 확실하게 영향을 미칠 것이다.

3. 속임의 사용이 연구참여자에게 중대한 해를 끼치거나 정서적 고통을 야기하는 것이 예상되지 않아야 한다. 연구에서 속임을 사용할지 여부를 결정할 때, 속임으로 인해 발생할 수 있는 잠재적 위험의 유형, 가능성, 규모를 고려해야 한다. 또한 연구자는 연구참여자에게 진실하거나 완전한 정보를 제공하지 않았을 경우, 연구참여자의 자율성을 침해하는 정도를 고려해야 한다. 속임은 사람들로 하여금 자신에 대해 비밀로 하고 싶어하는 것을 드러내게 할 수 있기 때문에 사생활 침해로 간주될 수 있다. 만일 거짓 피드백이 포함된 연구라면, 연구참여자가 자신에 대해 사실이 아닌 무언가를 믿게 될 수 있고, 이는 자존감을 손상시키고 연구참여자에게 부정적인 영향을 끼칠 수 있다.
4. 연구참여자에게 디브리핑(debriefing) 절차를 진행하고 속임이 사용되었음을 가능한 빨리 설명해야 한다. 연구에서 직접 속임을 사용하는 경우에는 아무리 해가 없어 보여도 디브리핑 절차가 필요하다. 디브리핑 절차를 진행하는 동안 연구자는 연구참여자에게 연구의 진짜 목적을 설명해야 한다. 그리고 연구참여자에게 연구에 관해 질문할 기회를 주어야 한다. 자신의 데이터가 분석에 사용되지 않도록 할 수 있는 기회를 연구참여자에게 주어야 한다. 적절한 경우 연구참여자에게 어떤 감정적 고통이나 정신적 해가 있는지를 평가하고, 그들에게 적절한 자원을 제공해야 한다. 특정 행동을 유도하기 위해 속임을 사용한 경우

라면, 연구참여자에게 그들이 보였던 반응(예를 들어, 순응하라는 압박에 굴복함)이 정상적인 것이라고 안심시켜야 한다. 좋은 디브리핑은 화를 내거나 당황하는 것과 같은 잠재적인 부정적 영향을 상쇄할 수 있다.

추가 질문? 7, 11 그리고 37 질문 참조

질문 62

What ethical issues should I consider if my intervention research includes a control group?

중재연구에 대조군이 포함되는 경우, 어떤 윤리적 문제를 고려해야 하는가?

일부 연구는 행동 중재나 기타 사회프로그램이 효과적인지 여부를 결정하기 위해 수행된다. 사회행동과학자를 포함한 대부분의 과학자는 무작위 대조군 시험(randomized controlled trial)을 이러한 연구 질문에 답하기 위한 좋은 표준으로 간주한다. 무작위 대조군 시험에서 일브 연구참여자는 중재군에 무작위로 할당되고, 일부 연구참여자는 대조군에 무작위로 할당된다. 중재군에 속한 사람은 실험적인 중재를 받지만, 대조군에 속한 사람은 실험적인 중재를 받지 않는다. 표준 치료 중재(standard-of-care intervention)가 존재하는 경우에도 이러한 중재를 받거나 중재를 전혀 받지 않을 수도 있다.

무작위 대조군 시험에서, 연구참여자는 대조군이나 입증되지 않은 실험적인 중재를 받게 되는 군에 무작위로 배정될 가능성이 있으며, 두 집단 중 하나에 속해도 서로 다른 고유한 위험이 수반될 수 있음을 이해해야만 한다. 따라서 게임을 하는 것과 같이 중재가 간단하고 해가 거의 없는 경우가 아니라면, 중재에 대한 무작위 배정이 포함된 연구일 경우, 동의서에 한 군이나 다른 군에 무작위로 배정될 가능성을 적절하게 설명해야만 한다.

만일 실험적 중재가 효과가 있다고 밝혀진다면(예를 들어, 교육성취도를 향상시키거나 10대 임신을 예방), 공식적인 연구기간이 끝난 후 대조군에 배정된 사람에게 중재를 제공하는 것이 윤리적으로 바람직할 수 있다.

지역사회 기반 환경에서 무작위 대조군 시험을 수행하는 것은 고유한 문제를 제기한다. 지역사회 구성원은 연구결과가 효과적이라는 것이 밝혀지면, 공식적인 연구기간이 끝난 후에도 중재가 계속되기를 원할 수 있다. 그렇지만 연구 자금을 제공하거나 실무 기준을 개정하기 위해 정책 변경이 필요한 경우, 중재를 지속하기 위한 자금이 즉시 제공되지 않을 수 있다. 그렇게 되면 지역사회 연구 협력자(partners)는 자신의 지역사회에서 혜택을 받지 못하고 있다고 느끼며 좌절할 수 있다. 연구자는 해당 프로그램에 대해 호의적일 수 있지만, 지역사회가 프로그램을 지속하기 위한 자금을 확보하는데 필요한 자원이 부족할 수 있다. 이는 모든 지역사회와 학술적인 협력관계(partnership)를 맺는 초기에 논의되어야 하는 중요한 윤리적 문제이다.

추가 질문? 15, 16 그리고 40 질문 참조

질문 63

What ethical issues should I consider when conducting research in a defined community?

제한된 지역사회를 대상으로 연구를 수행할 때 어떤 윤리적 문제를 고려해야 하는가?

일부 연구에는 인종, 민족, 질병상태 또는 공식적인 집단 구성원과 같이 지리적 지역사회나 사회적으로 의미 있는 특성을 공유하는 개인이 속한 집단이 포함될 수 있다. 이러한 집단의 예로는 애팔래치아인(Appalachians), 아프리카계 미국인 여성, 당뇨병 환자, 하버드대학교(Harvard University) 졸업생, 시카고 서부(West Side of Chicago)에 사는 아동이 있다. 집단 구성원의 자격은 쉽게 결정될 수 있기 때문에 개별 연구참여자도 쉽게 식별할 수 있다. 따라서 제한된 지역사회(defined community)에서 수행되는 연구에 참여하는 연구참여자는 개인정보의 공개에 대한 위험과 그에 따른 사회적 해에 더 취약할 수 있다.

제한된 지역사회에서 함께 연구를 수행할 때, 고려해야 할 사항에는 집단 수준의 위험뿐만 아니라 개인 수준의 위험도 있다. 집단 수준의 위험은 개별 연구 참여와 관계없이 모든 집단 구성원에게 해를 끼칠 가능성을 포함한다. 연구에 참여하지 않은 사람에 대한 위험에는 지역사회의 구성원인 사람에게 낙인이 찍힐 수 있는 가능성을 포함한다. 예를 들어, 연구자가 설문조사를 실시하여 지역사회 A에서 다른 주변 지역사회에 비해 5~6배 더 높은 자가처방 약물남용(self-reported prescription drug abuse)을 하고 있다는 것을 발견할 수 있다. 지역사회 A에 속한 사람들의 친구나 가족, 현재나 미래에 지역사회 A에 속한 사람을 고용할 수 있는 사람 등 다른 사람들이 이러한 정보를 알게 되면 그 지역사회에 속한 사람이라는 이유만으로 그 사람을 자가처방 약물남용자로 간주할 수 있다. 이로 인해 설문조사에 참여한 사람들뿐만 아니라 지역사회 A에 거주하는 모든 사람들에게 사회적 · 경제적 해를 끼칠 수 있다. 지역사회가 작을수록 그리고 수집되는 데이터가 더 민감할수록 이러한 위험은 더 커진다.

또한 연구자는 연구의 잠재력이 지역사회 전체에 위험을 초래할 수 있다는 점을 고려해야만 한다. 1990년대에 한 인류학자와 함께 일하는 유전학자가 애리조나주(Arizona)에 있는 하바수파이(Havasupai) 부족 구성원들로부터 혈액 샘플을 수집했다. 하바수파이 부족은 당시 살아있는 부족원이 1,000명도 채 되지 않았다. 동의서에 명시된 바와 같이 혈액 수집의 원래 목적은 당뇨병에 대한 유전적 소인을 찾는 것이었다. 그러나 부족 지도자(tribal leaders)의 허락이나 연구참여자의 개인별 충분한 정보에 의한 동의를 받지 않고 연구자는 조현병(schizophrenia)에 대한 연구를 수행했고, 학생들과 동료들에게 혈액 샘플을 공유했다. 발표된 분석 결과에 따르면, 하바수파이 부족의 조상은 아시아에서 베링 해협(Bering Strait)을 건너 이주한 것으로 나타났다. 이 정보는 원래 부족 구성원이 그랜드캐년(Grand Canyon)에서 왔다는 하바수파이 부족의 기원에 대한 이야기와 모순된다. 이 정보의 발표는 집단의 결속뿐만 아니라 개별 부족 구성원의 정체성에 잠재적으로 해로울 수 있다.

이러한 잠재적 위험을 감안할 때, 제한된 지역사회에서 연구를 수행하는 연구자는 연구의 설계, 수행, 분석 및 보급에 해당 지역사회 구성원을 참여시킬 의무가 있는지 여부를 고려해야만 한다. 논쟁의 여지가 있지만 지역사회 구성원의 참여에 대한 윤리적 의무는 연구의 개발과 구현에 있어 지역사회 구성원의 조언을 들어 얻을 수 있는 잠재적 이점뿐만 아니라 추가적인 위험 때문에 제한된 지역사회에서 더 높다.

추가 질문? 11, 64 그리고 65 질문 참조

질문 64

What is the relationship between community engagement and research ethics?

지역사회의 참여와 연구윤리의 관계는 무엇인가?

전통적으로 비과학자들은 연구의 설계나 구현, 연구결과의 해석에 관여하지 않았다. 하지만 지난 수십 년 동안, 학술 연구자들은 연구를 계획하고 실행하는데 잠재적인 연구참여자와 지역사회를 점점 더 많이 참여시켜왔다. 연구참여자를 악용한 사례에 대한 대응으로 다양한 형태의 지역사회 참여가 등장했다. 지역사회가 참여하면 연구가 개선되는 경우가 많다는 인식과 연구자가 지역사회에 들어와 데이터를 수집하고 결과를 알리지 않고 떠나는 '헬리콥터 연구(helicopter research)'[37]가 많아진 상황에 대한 인식으로 인해 이러한 현상이 나타났다. 비록 모든 연구에서 지역사회 참여가 가능하지도 적절하지도 않을 수 있고, 모든 연구주제나 질문이 지역사회가 참여하기에 적합한 것이 아닐지라도, 연구자가 새로운 연구주제에 대해 생각하기 시작할 때 연구자는 자신의 연구에 지역사회가 어떻게 참여할 수 있는지를 고려해야 한다.

지역사회 기반 참여연구(community-based participatory research, CBPR)와 참여적 행동연구(participatory action research, PAR)는 연구 설계와 수행에 지역사회를 참여시키기 위한 두 가지 구체적인 접근방식이다. 연구 개발, 수행, 데이터 해석에 잠재적인 연구참여자와 지역사회를 참여시키

37) 헬리콥터 연구(helicopter research)란 부유한 국가에 소속되어 있는 연구자들이 저소득 국가를 방문하여 그 지역 사람들을 대상으로 연구를 수행하고, 그 지역 과학자의 개입이 거의 없거나 전혀 없이 결과를 발표하고, 지역사회에 아무런 혜택도 제공하지 않는 경우를 말한다. 이를 신식민지 연구나 낙하산 연구라고 부르기도 한다. BudimanMinasny et al, "Global soil science research collaboration in the 21st century: Time to end helicopter research", Geoderma, vol 373, (2020).

기 위한 다른 많은 접근방식이 있다. '지역사회 참여'라는 포괄적인 용어는 연구결과에 이해관계자인 비연구자를 참여시키는 다양한 전략을 포함한다[이를 종종 '지역사회 협력자(community partners)'라고 부르기도 한다].

상황에 따라 다양한 참여 방법을 사용하는 것이 적절하다. 지역사회의 참여 방법에는 아래와 같은 것들이 포함될 수 있다.

- 광범위하고 일반적인 조언을 얻기 위해 공개포럼["타운 홀 미팅(town hall meetings)"] 개최
- 특정 문제와 전략에 대한 조언을 제공함으로써 연구 설계를 돕기 위한 자문위원회 설립
- 연구 설계와 절차를 알리고 데이터를 수집하기 위해 잠재적인 연구참여자 및 그들의 지역사회 구성원과 함께 형성 연구(formative research) 수행
- 조사결과의 타당성을 높이기 위해 조사에 참여할 사람과 유사한 사람으로부터 질문 문구에 대한 사전 의견 받기
- 연구참여자 모집 담당자, 데이터 수집가, 면접관 및/또는 중재자 역할을 하도록 지역사회 구성원을 고용하고 훈련시키기
- 지역사회 지도자를 공동연구자로 지정

연구에 지역사회가 참여하는 것은 지역사회에 잠재적인 과학적 · 윤리적 이득을 준다. 특정 연구 질문과 의제를 식별하고 개발하는데 이해관계자를 참여시키는 것은 지역사회에 중요한 문제가 연구될 수 있도록 하고, 그 결과는 현실 세계에 유용성을 증가시킬 수 있다. 지역사회의 참여는 더 나은 데이터 수집으로 이어질 수 있으며, 이는 지역사회의 건강증진으로 이어진다. 지역사회 참여는 등록과 응답률을 향상시킬 수도 있다. 예를 들어, 유명하고 신뢰할 수 있는 지역사회 조직을 모집에 참여시키는 것은 잠재적인 연구참여자의 연구 참여를 장려할 수 있고 더 빠르게 연구참여자 등록으로 이어져 시간

과 비용을 절약할 수 있다.

또한 지역사회의 참여는 연구자와 지역사회 간의 투명성을 높이고, 충분한 정보에 의한 동의 과정을 개선하고, 개인 수준의 위험과 지역사회 수준의 위험을 식별하여, 이러한 위험을 최소화하는 방법을 통해 연구윤리를 향상시킬 수 있다. 의미 있는 지역사회의 참여는 연구를 수행하고 결과를 적용할 수 있는 지역사회의 역량을 개발할 수도 있다.

연구에 지역사회를 참여시킬 수 있는지 여부와 정도를 결정하는 것은 여러 요인에 따라 달라진다. 지역사회의 참여는 무엇보다도 비과학자의 전문성을 존중하고, 지역사회의 역량을 구축하며, 변화를 옹호하는 철학적이고 이념적 헌신(commitment)으로 생각할 수 있다. 많은 종류의 연구에서 지역사회의 참여가 중요할 수 있을지라도, 만일 연구자가 권리가 박탈된(disenfranchised) 지역사회에서 연구를 수행할 계획이거나 자신의 연구가 제한된 지역사회에 영향을 미칠 수도 있다는 의구심이 든다면, 지역사회의 참여를 고려해야 한다. 만일 연구에 접근하기 어렵거나 과거의 나쁜 경험으로 인해 연구에 대해 특히 의심스러워하는 집단을 대상으로 연구를 수행하는 경우에도 지역사회의 참여가 필요할 수 있다. 연구자는 연구를 수행하기 위해 기존 지역사회 조직과 협력관계를 맺을 수도 있고, 비공식적인 지역사회 지도자와 대표자를 찾아 함께 모아야 할 수도 있다. 연구자는 '지역사회'를 가장 잘 대표하는 사람을 항상 쉽게 찾을 수 있거나, 그들이 연구에 열성적이거나 연구에 협조하기 위해 필요한 시간을 할애할 수 있는 것은 아니라는 점을 명심해야 한다. 중요한 것은 연구자가 지역사회의 조언을 적절하게 반영할 수 있도록 연구계획 과정의 초기에 지역사회와 함께해야 한다는 것이다.

지역사회의 참여를 옹호하는 사람은 지역사회를 참여시키는 것이 연구를 더 윤리적으로 만든다고 주장한다. 비록 지역사회의 참여가 지역사회와 그 지역사회의 가치에 대한 존중을 보여주고, 지역사회 내에서 연구를 수행할 때 발생하는 일부 문제를 해결할 수 있을지라도, 지역사회의 참여에 윤리적 문제가 전혀 없는 것은 아니다. 연구자는 지역사회의 의사결정이나 연구를 통해 수집한 데이터의 소유권을 지역사회와 공유하는 일에 익숙하지 않기 때문에 지역사회와 협상하는 일이 어려울 수 있다. 지역사회의 협력자들은 연구자가 다른 언어를 사용하는 것으로 인식할 수 있는데, 이는 지역사회의 진정한 참여와 권력 공유를 위한 가장 선의의 노력조차도 방해하는 것일 수 있다. 지역사회의 협력자, 특히 지역사회를 옹호하는 집단은 학계 연구자와 매우 다른 목적을 가지고 있을 수 있으므로 공유된 의사결정(shared decision making)을 복잡하게 만든다. 연구로 인해 발생 가능한 위험에 대한 예상, 위험을 최소화하기 위한 노력 그리고 개인 수준의 이득과 지역사회 수준의 이득에 대한 잠재성은 연구가 시작되기 전에 명확하게 규정되어야 한다.

연구에서 지역사회의 참여는 연구참여자에게 특정 위험을 제기할 수도 있다. 누군가가 자신이 알고 있거나 자신이 제공하는 서비스에 의존하는 사람을 연구에 참여하도록 초대하게 되면, 이는 그 사람의 자발적인 참여와 충분한 정보에 의한 동의 과정을 위협할 수 있다. 데이터 수집을 담당하는 사람이 과학적 방법론에 대한 교육을 받지 않았거나 이념적 이해상충(ideological conflicts of interest)이 있거나 자신의 역할에 대한 적절한 권한이 없는 경우(예를 들어, 충분한 연구참여자를 모집하지 못하면 해고될까 두려워하는 경우 등), 데이터 인테그리티(integrity)와 관련된 문제도 발생할 수 있다. 예를 들어, 연구에서 이루어지는 중재가 이득이 있다고 생각하는데 이러한 중재를 무작위로 대조군에 배정된 연구참여자에게 제공해줄 수 없을 때, 데이터 수집이나 중재를 담당하는 지역사회 협력자는 고통스러워할 수 있다.

지역사회에 관한 연구에 구성원을 참여시킬 때, 연구자는 그 구성원이 가지고 있는 전문지식에 대한 존중을 보여주는 것이 중요하다. 연구자는 지역사회의 조언을 경청하고, 그 조언을 연구계획에 통합하기 위한 진정성 있는 노력을 기울여야 한다. 이러한 지역사회의 조언을 통해 연구자는 자신이 연구하고자 하는 주제에 관한 연구자의 가정에 대한 의문제기를 기대할 수 있다.

연구 설계 및/또는 데이터 수집과 분석에 대한 책임이 있는 지역사회의 협력자가 연구자의 기관에 정식으로 고용되었는지 여부에 관계없이 연구참여자와 상호작용하거나 연구참여자의 데이터에 접근하여 다루는 경우, 연구윤리교육을 이수해야 한다. 지역사회 협력자의 특정 역할과 관계없이, 모든 지역사회 협력자가 연구의 기본적인 윤리원칙을 이해하는 것이 중요하다.

추가 질문? 27, 63 그리고 65 질문 참조

질문 65

What does cultural competence mean, and how do I apply it to research ethics?

문화적 역량은 무엇을 의미하며, 이를 연구윤리에 어떻게 적용하는가?

간단히 말해서 문화적 역량(cultural competence)은 차이에 대한 존중을 나타내는 것을 포함한다. 연구윤리의 맥락에서 문화적 역량은 연구자가 연구참여자 존중, 연구의 이득 또는 정의(justice)에 대해 다른 해석을 할 수 있는 문화에서 수행되는 연구에 윤리원칙을 맹목적으로 적용하지 않을 것을 요구한다.

예를 들어, 독립에 대한 이상(ideal of independence)을 기반으로 설립된 미국에서 자율성은 매우 구체적인 것을 의미한다. 연구에서 자율성은 종종 공식적인 서명 문서를 활용하여 개인별 충분한 정보에 의한 동의를 획득하는 일로 해석된다. 자율성에 대한 개념은 문서에 서명하는 것에 대해 편안하게 느끼는 정도와 마찬가지로 전 세계적으로 다양할 수 있다. 결과적으로 충분한 정보에 의한 동의 과정은 연구참여자에 대한 존중을 입증하기 위해 다른 문화권에서는 변경을 필요로 할 수 있다. 연구 참여에 대한 최종적인 결정은 연구참여자 자신에게 있지만, 여러 문화권에서는 지역사회와 가족이 의사결정에 중요한 역할을 한다. 또한 어떤 문화권에서는 개인별 동의에 대한 개념이나 문서에 서명하는 것이 익숙하지 않을 수 있다. 이러한 문화권에서 공동의 의사결정(communal decision-making)보다 연구참여자의 사생활 존중을 선호하거나 연구참여자 개인에게 문서에 서명할 것을 요구하는 것은 그들의 자율성을 존중하는 것이 아니며, 그들의 권리를 보호하는 데 아무런 도움이 되지 않는다.

연구자가 연구를 수행하는 데 있어 문화적 역량이 있다는 것을 어떻게 확신할까? 이에 대해 현지 연구자와 협력해야 한다. 문화적 규범과 기대에 대해 질문해야 한다. 연구 협력자의 말을 듣고 배워야 한다. 또한 다른 문화권에는 사생활, 비밀보장, 겸손과 관련된 독특한 규범이 있다는 것을 이해해야 한다. 연구를 수행함에 있어 표준 윤리원칙 및 관련 연구 규정을 여전히 준수하면서 문화적 규범도 존중해야만 한다. 예를 들어, 남성 연구보조원이 여성 연구참여자에게 재생산 건강 문제(reproductive health matters)에 대해 질문하는 것은 매우 무례한 것으로 인식될 수 있으며, 심지어 특정 문화권에 있는 연구참여자에게는 대단히 충격적일 수도 있다.

연구자는 연구참여자가 선호하는 언어를 사용하되, 언어의 사용은 비영어권 사용자를 위해 자료를 번역해주는 것 이상이라는 점을 명심해야 한다. 연구자는 모든 연구 문서(전단지, 동의서, 설문지 및 기타 연구도구, 중재 자료)에 연구자에게 연락하려는 사람들이 생각하고, 말하고, 보고, 행동하는 방식을 반영해야 한다. 사진을 보여준다거나, 예를 제시해준다거나, 연구참여자가 이해할 수 있는 어휘를 사용하는 일은 연구참여자의 등록률, 응답의 완전성 및 정확성 그리고 가장 중요한 연구참여자의 편안함에 영향을 미칠 수 있다.

의사소통에는 몸짓 언어와 같은 비언어적 신호도 포함된다. 어떤 행동은 문화마다 다른 의미를 지닌다. 예를 들어, 어떤 문화권에서는 연구자가 연구참여자와 직접 눈을 마주치는 것이 존경심이나 관심의 표시로 사용될 수 있지만, 다른 문화권에서는 그 반대일 수도 있다.

연구팀이 문화적으로 일치하는 사람들로 구성되는 것이 이득이라는 점에 대한 많은 기록이 있다. 하지만 단지 외모만으로 문화적 역량이나 적합성을 가정할 수 없다. 외국어를 능숙하게 구사하는 것이 문화적 역량이 있다는 것과 동일하지는 않다.

진정으로 문화적으로 능숙해지기 위해서는 시간과 노력이 필요하다. 한 문화에 대해 배우는 가장 좋은 방식은 사람들에게 자신의 문화를 공유하도록 요청하는 것이다. 문화적 역량은 책을 읽는다고 배울 수 있는 것이 아니다. 문화적 역량은 적극적인 참여와 겸손이 필요하다. 익숙하지 않은 문화에서 연구를 할 때, 잠재적인 연구참여자의 문화적 규범에 대한 정보를 공유할 수 있는 지역사회 협력자와 협력하는 것이 필요하다. 경우에 따라 문화적으로 가장 적합한 연구방법, 전략, 의사소통을 결정하기 위해 연구를 수행하기에 앞서 형성 연구를 수행하는 것이 필요할 수 있다. 형성 연구를 통해 연구자가 주의 깊게 듣고 관찰함으로써 문화적 역량이 있음을 입증하는데 큰 도움이 될 것이다.

추가 질문? 46, 54 그리고 66 질문 참조

질문 66

What ethical guidelines and regulations should I consider when conducting research in another country?

다른 국가에서 연구를 수행할 때 어떤 윤리지침과 규정을 고려해야 하는가?

다른 국가에서 연구를 수행하는 미국 연구자는 일반적으로 미국 규정뿐만 아니라 그들이 연구하는 국가의 규정에도 구속을 받는다. 이것은 다른 국가 내 연구에 대한 감독을 위한 메커니즘이 있다면, 미국 내 IRB와 윤리심의위원회(ethics review board) 모두에 의해 연구가 전향적으로 검토되어야 함을 의미한다. 연구자는 시기에 맞는 적절한 심의를 위해 가능한 한 빨리 연구자 소속 기관의 IRB와 상의해야 한다. 공동연구자들도 그들이 소속된 기관의 절차에 대해 잘 알고 있어야 한다.

연구자의 책임은 자신이 연구하는 국가의 규칙과 규정을 아는 것이다. 또한 미국 인간연구보호국(Office of Human Research Protections, OHRP)은 OHRP 웹사이트를 통해 연구자가 이용할 수 있는 인간대상연구와 관련된 국제 및 국가별 법률, 규정 및 지침의 목록을 제공해준다. 이 웹사이트에는 국제적인 관점에서 연구의 윤리적 수행을 알리기 위한 여러 지침 문서도 존재한다. 대부분은 온라인에서 이용 가능하다.

국가마다 사생활 보호나 충분한 정보에 의한 동의 과정과 같은 쟁점에 대해 다른 표준을 가지고 있을 수 있다. 특정 쟁점에 대해서는 둘 다를 준수해야 하는지나 어떤 표준이 다른 표준을 대체하는지 명확하지 않을 수 있다. 연구자가 연구를 수행하는 두 국가 또는 모든 국가의 표준을 충족하는 연구참여자 모집 전략, 동의 절차, 비밀보장을 위한 방법을 결정하려면, 현지 공동

연구자들뿐만 아니라 연구자의 연구를 심의할 모든 IRB와 사전에 지속적인 논의가 필요하다.

추가 질문? 46, 54 그리고 76 질문 참조

참고문헌

American Evaluation Association. (2011). *Statement on cultural competence in evaluation.* Retrieved from http://www.eval.org/ccstatement

American Psychological Association, *Ethical principles of psychologists and Code of Conduct.* Retrieved from http://www.apa.org/ethics/code/index.aspx

Anderson, E. E., Solomon, S., Heitman, E., DuBois, J. M., Fisher, C. B., Kost, R. G., & Ross, L. F. (2012). Research ethics education for community-engaged research: A review and research agenda. *Journal of Empirical Research on Human Research Ethics, 7*(2), 3-19.

Grady, C. (2005). Payment of clinical research subjects. *Journal of Clinical Investigation, 115,* 1681-1687.

Lavery, J. V., Grady, C., Wahl, E. R., & Emanuel, E. J. (2007). *Ethical issues in international biomedical research: A casebook. New York,* NY: Oxford University Press.

Milgram, S. (2009). *Obedience to authority: An experimental view.* New York, NY: Harper Perennial Modern Classics. (Original work published 1974)

Santos, L. (2008, Winter). Genetic research in Native communities. *Progressive Community Health Partnerships: Research, Education, and Action, 2,* 321-327. Retrieved from https://www.ncbi.nim.nih.gov/pmc/articles/PMC2862689/

Scott-Jones, D. (2000). Recruitment of research participants. In B. D. Sales & S Folkman (Eds.), *Ethics in research with human subjects* (pp .27-34). Washington, DC: American Psychological Association.

Sieber, J. E., & Tolich, M. B. (2012). *Planning ethically responsible research* (2nd ed., Applied Social Research Methods, Vol. 31). Thousand Oaks, CA: Sage.

U.S. Department of Health and Human Services, Office of Human Research Protections. (2017). *International compilation of human research standards.* Retrieved from https://www.hhs.gov/ohrp/international/compilation-human-research-standards/index.html

CHAPTER 7

온라인 연구에서 윤리적 쟁점 다루기

Addressing Ethical Issues in Online Research

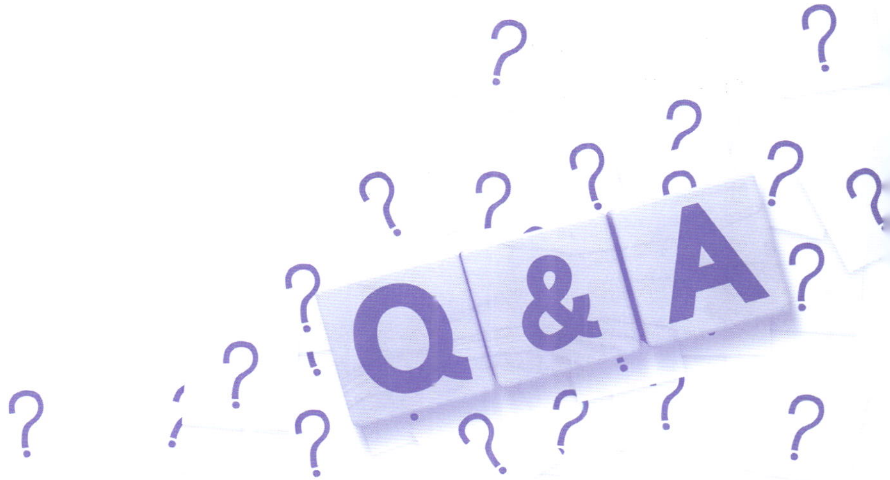

질문 67

Are there specific ethical guidelines for conducting research online?

온라인 연구를 수행하기 위한 특정 윤리지침이 있는가?

인터넷의 대중화와 모바일기기의 보편화는 더 많은 사람을 연구에 참여시키고, 새로운 방식으로 데이터를 수집할 수 있는 엄청난 기회를 제공한다. 인터넷은 연구 수행 방법을 향상시키지만, 연구 목적으로 인터넷을 사용할 때 윤리원칙을 어떻게 따라야 하는지에 대해서는 많은 질문이 제기되어 왔다. 연구자가 온라인으로 연구를 수행할 때 연방연구규정을 준수해야만 하지만, 이 규정은 인터넷을 사용하여 연구를 수행할 때 발생하는 고유한 윤리적 쟁점들을 구체적으로 다루지는 않는다. 이러한 문제를 다루기 위해 윤리강령을 포함한 몇 가지 지침을 이용할 수 있다. 게다가 많은 기관에서는 온라인 연구를 위해 자체적으로 지침을 개발해왔다. 이 책에서 인터넷을 사용하여 연구를 수행할 때 가능한 모든 시나리오를 다룰 수는 없지만, 저자들은 온라인으로 연구를 설계할 때 고려해야 할 몇 가지 중요한 윤리적 측면을 강조한다.

추가 질문? 68~73 질문 참조

질문 68

What ethical issues should I consider when recruiting study participants online?

온라인으로 연구참여자를 모집할 때 어떤 윤리적 문제를 고려해야 하는가?

연구자는 연구가 온라인, 전화 또는 대면으로 수행되든지 간에 연구참여자를 모집하기 위해 일반적으로 인터넷을 사용한다. 연구자는 더 이상 모집공고문을 벽보와 게시판에 게시하는 것에만 국한하지 않으며, 연구참여자 선정기준을 충족하는 사람들이 모집공고문을 보고 이에 적혀있는 전화번호로 전화하여 연구에 등록하기를 바란다. 연구자는 예를 들어, 소셜 네트워킹 웹사이트(social networking websites), 토론회, 리스트서브(listservs)[38] 및 블로그(blogs)를 통해 자신의 연구를 광고할 수 있다. 이러한 접근방식은 여전히 연구의 웹사이트를 방문하거나 연구진에게 등록을 요청하는 등 연구에 참여하기 위해 어떤 조치를 취하는 사람들에게 의존하고 있지만, 온라인 모집은 전통적인 모집 방법과 비교할 때 연구참여자 선정기준에 부합하고 연구에 관심 있는 더 많은 연구참여자에게 다가갈 수 있는 잠재력을 가지고 있다. 연구에 대한 정보를 온라인에 게시하든 모집게시판에 모집공고문을 게시하든 관계없이 동일한 유형의 정보가 윤리적으로 요구된다. 또한 연구참여자 모집에 사용되는 모든 자료는 사용되기 전에 IRB에 의해 심의와 승인을 받아야만 한다.

인터넷을 사용하여 모집하는 것은 특히 연구자가 연구참여자를 직접 만나지 않을 때 문제를 제기한다. 예를 들어, 연구자는 온라인 설문조사 링크 주

38) 리스트서브(listservs)는 특정 그룹 전원에게 메시지를 전자우편으로 자동 전송하는 시스템을 말한다.

소가 포함된 모집문건을 전자우편을 통해 직접 잠재적인 연구참여자에게 보낼 수 있다. 연구자는 링크 주소를 클릭(click)하는 사람의 연령뿐만 아니라 이 사람이 연구참여자 선정기준을 충족하는 사람인지를 확인하는 것이 매우 어려울 것이다. 따라서 연구참여자 선정기준에 부합하는 집단을 등록함에 있어 중요한 단계는 연구참여자 선정기준을 충족할 가능성이 있는 사람을 대상으로 모집하는 것에 노력을 집중하는 것이다. 성인을 대상으로 연구를 하는 경우, (1) 아동이 아닌 성인이 주로 방문하는 웹사이트에 모집 정보를 게시하고, (2) 연령기준을 매우 명확하게 해야 한다. 일부 연구의 경우, 연구자는 연구참여자를 등록하기 전에 연구참여자의 연령을 확인하기 위한 특정 절차를 마련해야 할 수도 있다. 연구참여자 선정기준에 부합하지 않는 연구참여자가 등록할 가능성을 제한하기 위해 일부 연구자는 인터넷을 통해 모집하고 온라인으로 데이터를 수집하기도 하지만, 관심 있는 사람과 직접 대면하거나 전화로 대화를 통해 연구참여자 선정기준을 확인하고, 등록하기 전에 충분한 정보에 의한 동의를 획득한다.

일부 연구의 경우, 연구자는 사적인 리스트서브나 웹사이트를 통해 연구대상 집단에 가장 잘 접근할 수 있다. 예를 들어, 연구자가 천식이 있는 사람을 인터뷰하는데 관심이 있다면, 연구참여자 모집을 위해 가장 표적화된 접근방식은 천식이 있는 사람을 지원하는 기관과 협력관계를 맺고 리스트서브에 공지를 보내거나 기관의 웹사이트에 연구 정보를 게시하는 것이다. 이러한 경우에는 먼저 리스트서브나 웹사이트 소유자에게 허락을 구해야만 한다. 게다가 참여하는 회원에 대한 정보는 비밀로 유지되어야만 하며, 연구 참여 정보가 리스트서브를 통해서 공유되거나 웹사이트의 소유자와 공유되어서는 안 된다.

추가 질문? 55, 56 그리고 73 질문 참조

질문

69

What ethical issues should I consider when collecting new data online?

온라인에서 새로운 데이터를 수집할 때 어떤 윤리적 문제를 고려해야 하는가?

컴퓨터와 휴대폰을 통해 접근할 수 있는 온라인 설문조사 어플리케이션(applications)이 연구에 주로 사용된다. 이러한 기술을 사용하여 데이터를 수집하면, 연구자는 편리한 시간과 장소에서 연구참여자의 데이터를 수집할 수 있다.

온라인에서 새로운 데이터를 수집할 때, 세 가지 주요 윤리적 쟁점을 고려해야 한다. 첫째, 연구자는 연구참여자가 연령기준을 포함하여 모든 선정기준을 충족하는지를 확인해야만 한다. 둘째, 연구자는 적절하게 충분한 정보에 의한 동의를 획득하는지 확인해야만 한다.

셋째, 연구자는 연구참여자의 사생활과 데이터의 비밀을 보호하기 위한 절차를 마련해야만 한다. 인터넷 프로토콜(IP) 주소가 수집되지 않더라도, 인터넷을 사용하여 익명의 데이터를 수집하는 것은 매우 어려울 수 있음을 명시해야 한다. 인터넷에서 개인의 발자취(footprint)를 통해 개인을 식별할 수 있다. 만일 연구자가 특정 종류의 정보를 수집한다면 그리고 연구참여자가 사용하는 여러 인터넷 사이트에서 이용 가능한 정보와 연구 요약에서 얻을 수 있는 정보의 조각을 조합할 시간과 자원이 연구자에게 있다면 연구참여자를 식별할 수 있다.

온라인 연구에서 데이터 침해나 연구참여자의 신원이 다른 사람에게 알려지게 될 가능성을 제한하기 위해서는 (1) 연구 질문에 답하기 위해 알아야 할 필수정보만을 묻고, (2) 연구자 자신이 사용하려는 특정 온라인 연구 소프트웨어 플랫폼(software platform)에 대해 가능한 많이 배워 고유한 이점과 단점을 이해하고, (3) 소프트웨어에서 IP 주소 및 기타 식별 가능한 정보를 기록하지 않고 응답을 기록할 수 있는지 여부를 결정하기 위해 소프트웨어 회사에 확인하고, (4) 사생활 보호와 비밀보장을 위한 절차를 엄격하게 해야 한다. 가능하면 온라인 설문조사 소프트웨어와 같은 것은 연구자가 소속된 대학에서 제공하는 자원을 사용한다. 이는 특정 기능에 대해 사전에 검증되었으며, 방화벽 뒤에 데이터를 자동으로 저장하는 것과 같은 추가적인 보안 보호 기능을 포함할 수 있다. 또한 소프트웨어 플랫폼을 사용하여 온라인 연구를 할 때, 데이터가 어떻게 저장되는지(예를 들어, 그 데이터가 암호화되어 저장되는지?), 누가 데이터에 접근할 수 있는지(예를 들어, 소프트웨어 회사의 직원이 접근할 수 있는지?) 여부와 데이터가 온라인 데이터베이스(database)에서 영구적으로 삭제될 수 있는지와 같은 사항에 대해 확인해야 한다. 이러한 질문에 대한 답을 얻으려면 소프트웨어 회사의 직원에게 연락해야 한다.

소프트웨어를 사용하여 데이터를 수집할 때와 유사하게 휴대폰 어플리케이션을 사용하여 데이터를 수집할 때, 연구자는 다음과 같은 질문을 통해 어플리케이션의 사생활 보호 및 비밀보장 기능을 이해해야 한다.

1. 데이터가 휴대폰에 저장되는가 아니면 온라인 서버(server)에 자동적으로 전송되고 휴대폰에서 삭제되는가? 만일 휴대폰에 데이터가 저장된다면 그 휴대폰이 암호로 보호되는가? 만일 데이터가 온라인 서버에 저장되어 있다면 휴대폰에서 데이터를 전송할 때 데이터가 암호화되는가? 서버에 어떻게 안전하게 저장되는가?
2. 데이터 수집 어플리케이션 회사의 직원이나 다른 사람이 해당 어플리케이션을 사용하여 수집된 데이터에 접근할 수 있는가? 그들이 다른 목적으로 데이터를 사용할 수 있는가?

추가 질문? 23, 70 그리고 71 질문 참조

질문

70

What ethical issues should
I consider when using data that already exist online?

이미 온라인에 존재하는 데이터를 사용할 때 어떤 윤리적 문제를 고려해야 하는가?

연구자는 연구 질문에 답하기 위해 인터넷에 이미 존재하는 정보를 종종 사용한다. 인터넷은 쉽게 접근할 수 있는 풍부한 기존 정보를 제공한다. 하루 종일 사람들은 대화방(chat rooms), 블로그, 소셜미디어(social media)에서 자신의 생각, 우려, 경험, 열망을 공유한다.

인터넷에 존재하는 대부분의 정보가 공개된 것으로 간주되고 접근할 수 있을지라도, 연구자는 연구에 이러한 것들을 사용하기 전에 몇 가지 쟁점을 고려해야만 한다. 첫째, 그 정보가 게시된 웹사이트의 규칙을 고려해야 한다. 개인이 인터넷에 정보를 게시하면, 설령 그 정브를 개인이 사적인 것이라고 느낄지라도, 게시된 웹사이트의 사생활 보호정책에 달리 명시되어 있지 않는 한 일반적으로 공개된 것으로 간주된다. 연구자는 다른 사람과 마찬가지로 웹사이트의 사생활 보호정책에 명시된 모든 규칙을 준수해야만 한다. 만일 웹사이트에 있는 내용이 사적인 것으로 간주되어야 한다는 진술이 사생활 보호정책에 없다면, 연구자는 연구 목적으로 웹사이트에 게시되어 있는 정보를 사용할 수도 있다.

둘째, 연구자는 사생활 보호정책의 유무와 관계없이 사생활 보호에 대한 웹사이트 사용자의 기대를 염두에 두어야 한다. 정보가 공개된 것으로 간주된다고 해서 연구자가 반드시 해당 정보에 접근하여 그것을 연구에 사용할 수 있다는 것은 아니다. 스스로에게 질문해보자. 웹사이트에 수립되어 있는 사생활 규범이나 기대가 무엇인가? 논의 중인 주제를 고려할 때, 사생활 보호에 대한 기대는 무엇인가? 즉, 사람들이 자신과 비슷한 사람들만 볼 수 있을 것으로 기대하는 정보를 제공하고 있는가? 아니면 인터넷에서 모든 사람이 이 정보에 쉽게 접근할 수 있을 것이라고 기대하는가? 정보가 어떤 식으로든 민감하거나 매우 사적인 것인가? 아니면 정보가 일상적인 주제에 초점을 맞추고 있는가? 예를 들어, 어떤 사람은 트위터(twitter)를 통해 공유하는 모든 것이 공개정보로 간주될 것이라는 기대를 가지고 있을 것이다. 하지만 그 사람은 보통의 온라인 대화방을 통해 공유된 정보는 외부에 전달되지 않을 것이라고 예상한다.

셋째, 연구자가 인터넷 사이트에서 정보를 수집한다면, 정보주체의 사생활을 보호하고 그들의 데이터를 비밀로 보호하기 위한 계획을 세워야만 한다. 종종 인터넷에서 제공되는 정보는 식별 가능할 수 있다. 소셜미디어를 사용하는 사람 중 일부는 정보를 게시할 때 실명을 사용하고, 또 다른 사람들은 실명을 추적할 수 있는 가명을 사용한다. 단지 성명만 사용되는 상황이거나 사람들이 가명을 사용하기로 선택한 경우조차도 그 사람을 식별하는데 사용할 수 있는 다른 정보가 게시되는 경우가 종종 있다. 연구자가 연구를 목적으로 인터넷에 있는 공개된 정보에 접근하는 것이 허용될 수는 있지만, 일단 연구에 사용할 목적으로 자료를 모으게 되면 그 정보의 주체가 되는 사람들의 사생활을 보호하고 정보에 대해 비밀보장 위반의 문제가 발생하지 않도록 하기 위한 절차가 여전히 마련되어 있어야만 한다. 중요한 것은 연구결과를 보고할 때, 어떤 식별 가능한 정보도 포함시키지 않아야 한다는 것이다.

연구에 사용되는 기존 데이터의 유형에 따라 IRB는 그 연구가 연방연구규정의 적용에서 면제되는지를 결정할 수 있다. 그러나 어떤 상황에서 연구자는 데이터를 사용하기 위해 IRB로부터 동의서를 작성하는 일에 대해 면제를 요청해야 하거나, 연구자가 온라인으로 정보를 제공한 사람들로부터 충분한 정보에 의한 동의를 획득해야 할 수도 있다. 이에 대한 결정은 IRB마다 차이가 있을 수 있다.

추가 질문? 21, 60 그리고 72 질문 참조

질문 71

How do I document informed consent when conducting research online—and ensure that participants understand the research?

온라인으로 연구를 수행할 때 충분한 정보에 의한 동의를 문서화하고 연구참여자가 연구를 이해하도록 하려면 어떻게 해야 하는가?

연구자 소속 기관의 IRB의 감독 대상에서 면제되는 것으로 결정된 연구의 경우, 연구참여자는 연구 참여를 위해 서면으로나 구두로 동의를 할 필요가 없다. 이는 온라인으로 설문조사나 포커스 그룹 인터뷰를 실시하는 것과 같은 많은 연구 활동에 적용될 것이다. 하지만 온라인으로 설문조사나 포커스 그룹 인터뷰를 시작할 때 연구 목적, 설문조사나 인터뷰에 소요되는 시간, 위험과 이득, 사생활 보호와 비밀보장을 위한 절차, 연구참여자가 질문하기 위해 연락할 수 있는 사람의 성명, 전화번호나 전자우편주소와 같이 연구에 대한 정보를 제공하는 것이 여전히 좋다.

충분한 정보에 의한 동의가 필요한 온라인 연구의 경우, 동의를 문서화하기 위해 여러 접근방식을 사용할 수 있다. 만일 연구자 소속 기관의 IRB가 동의서를 작성하는 일에 대해 면제를 해준다면, 연구자는 암묵적 동의를 획득할 수 있다. 이러한 상황에서 예를 들어, 연구자는 온라인 설문조사의 소개 부분 끝에 다음과 같이 명시할 수 있다. "설문조사를 시작함으로써 귀하는 연구 참여에 대한 충분한 정보에 의한 동의를 한 것이다." 참여를 원하는 사람은 설문지 작성을 진행할 것이고, 관심 없는 사람은 참여하지 않을 것이다. 동의서를 작성하는 일이 면제될 때 동의를 획득하는 또 다른 접근방식은 연구참여자가 참여에 대한 자신의 동의를 나타내는 박스(box)를 선택하는 것이다. 온라인 설문조사를 시작할 때, 연구참여자는 "참여에 동의합니까?"라는 질문을 받을 수 있다. 참여를 원하는 개인은 "동의함" 버튼을 클릭하여 설문을 진행하고, 참여를 원하지 않는 개인은 "동의하지 않음" 버튼을 클릭한다.

서면동의가 필요한 경우, 연구참여자는 자신의 동의를 문서화하기 위해 전자서명(electronic signature)을 할 수 있다. 어떤 상황에서는 잠재적인 연구참여자가 충분한 정보에 의한 동의서에 실제 서명을 제공할 수 있도록 처음 연구 방문에서 연구자를 직접 만나야 할 수도 있다. 그런 다음 모든 후속 데이터를 온라인으로 수집할 수 있다.

일부 연구의 경우, 연구자는 연구참여자가 참여를 계속하기 전에 연구에 대한 연구참여자의 이해를 확인하거나 평가하기를 원할 수 있다. 만일 연구자가 민감하지 않은 연구주제에 대한 온라인 설문조사를 수행한다면, 예를 들어, 연구자는 잠재적인 연구참여자에게 연구에 대한 정보를 읽은 후 온라인 설문조사를 계속 진행하기 전에 "나는 연구에 대해 이해하고 참여하는 것에 동의한다."라는 문장을 읽고 버튼을 클릭하도록 요구할 수 있다. 일부 연구의 경우, 연구자는 연구참여자가 온라인 설문조사를 진행하기 전에 연구에 대한 퀴즈 형식의 질문에 올바르게 답하기를 원할 수 있다. 만일 개인이 질문에 대해 일정 비율 이상 올바르게 답하지 못한다면, 그 사람은 연구에 참여할 수 없다. 연구자는 항상 연구진의 전화번호나 전자우편주소를 포함해야 한다. 그렇게 해야 잠재적인 연구참여자가 연구에 참여하기 전에 연구진에게 연락하여 연구에 대한 질문에 답변을 얻을 수 있다.

추가 질문? 37, 39 그리고 40 질문 참조

질문 72

Is it ethical for me to join an online discussion group or chat room for research purposes without informing the group that I'm a researcher?

연구자라는 사실을 알리지 않고, 온라인 토론집단이나 대화방에 연구를 목적으로 참여하는 것은 윤리적인가?

만일 연구자가 공개되어 있거나 비공개로 되어 있는 온라인 집단이나 대화방에 가입하여 질문을 하거나 토론에서 의견을 말한다면, 이러한 상호작용은 연구로 간주될 수 있다. 이러한 경우라면 IRB 승인뿐만 아니라 대화방 주최자의 승인도 필요할 것으로 보인다. 구성원에게 알리지 않고 연구를 수행하는 것은 서면 지침뿐만 아니라 문서화되지 않은 집단 구성원의 기대에 따라 집단의 규범을 위반할 수 있는 일이기 때문에 연구자가 참여하여 연구 목적으로 질문을 한다는 사실을 구성원에게 알려야 할 수도 있다. 구성원의 사생활 보호와 비밀보장에 위험을 초래할 수 있는 경우나 연구참여자를 식별할 수 있는 정보를 수집할 때, 충분한 정보에 의한 동의가 필요할 수 있다.

일부 연구의 경우, 연구자는 공개 대화방에서 이루어지는 토론을 보기만 하고 집단의 다른 구성원과 상호작용을 하지 않아야 할 수도 있다(즉, 연구자는 아무것도 게시하지 않고 다른 사람들이 게시한 것을 보기만 한다). 이러한 상황에서 연구자는 토론집단의 유형과 공유되는 정보를 고려해야 한다. 예를 들어, 가정폭력 생존자를 위한 대화방에서 정보를 공유하는 사람은 대화방에 있는 다른 사람들도 가정폭력 생존자일 것이라는 예상을 할 수 있다. 그들이 자신도 모르는 사이에 자신의 정보가 연구 목적으로 사용되었다는 사실을 알게 되면, 화를 낼 수 있다고 생각하는 것이 합리적이다. 그에 반해 TV 시청에 대한 자신의 감정과 관련하여 대화방에서 정보를 공유하는 사람들은 연구자가 자신의 정보를 연구 목적으로 사용하는 것에 대해 걱정하지 않을 것이다. 왜냐하면 그 주제가 그들에게 민감하지도 않고 매우 사적이지도 않기 때문이다. 주제에 따라 연구자는 집단 구성원들에게 그들의 정보를 연구 목적으로 사용한다는 것을 알려야 하거나 집단의 중재자와 개별 구성원의 허락을 받아야 하는 윤리적 의무가 있을 수 있다.

윤리적인 방식으로 온라인 토론회에서 연구를 수행하는 가장 좋은 접근방법을 결정하는 것이 항상 쉬운 것은 아니다. 온라인 토론집단에 참여하는 수준이 윤리적이며, 중재자의 허락이나 구성원의 충분한 정보에 의한 동의가 필요한지 여부를 생각하는 데 도움이 필요하면 자문가, 동료 그리고 연구자 소속 기관의 IRB와 상의해야 한다.

추가 질문? 21, 60 그리고 63 질문 참조

질문 73

How do I verify the age of individuals who participate in my online research?

온라인 연구에 참여하는 사람의 연령을 어떻게 확인할 수 있는가?

온라인으로만 연구를 수행하면 연구에 참여하는 사람의 연령을 확인하는 일이 까다로울 수 있다. 연구자가 육안으로 연령을 확인하거나 공식적인 신분증을 요구할 수 있는 대면 연구 활동이 없기 때문에 연구자가 연구에 참여하는 사람의 연령을 정확히 알기 어려울 수 있다. 따라서 연구자는 연구참여자의 연령을 확인하지 못할 수도 있다. 그러나 연구자가 연구참여자 선정기준에 맞는 연령을 충족하는 사람만 등록시킬 가능성을 높이기 위해 취할 수 있는 몇 가지 단계가 있다.

1. 연구자는 연구참여자 선정기준에 맞는 연령의 사람들이 자주 방문하는 인터넷 웹사이트에서 연구를 광고한다.
2. 연구참여자로 선정될 수 있는 연령기준에 대한 명확한 지침을 제공한다. 예를 들어, "이 연구는 18세 이상인 경우에만 참여할 수 있다."
3. 설문조사를 진행하기 전에 연구참여자가 자신의 출생연도를 입력하도록 한다. 그렇게 함으로써 연구참여자로 선정될 수 있는 연령기준을 충족하지 못하는 사람은 설문조사를 진행할 수 없도록 한다.
4. 온라인 연령 확인 시스템(age verification system)을 사용한다. 일부는 온라인에서 사용할 수 있지만, 실패를 방지할 수 있는(failproof) 기능은 없다.

추가 질문? 68 질문 참조

참고문헌

Buchanan, E. A., & Ess, C. (2008). Internet research ethics: The field and its critical issues. In K. E. Himma & H. T. Tavani (Eds.), *The handbook of information and computer ethics* (pp. 273-292). Hoboken, NJ: Wiley.

Harvard Catalyst Regulatory Foundations, Ethics, & Law Program. (n.d.) *The use of social media in recruitment to research: A guide for investigators and IRBs*. Retrieved from https://catalyst.harvard.edu/pdf/regulatory/Social_Media_Guidance.pdf

Hughes, J. (Ed.). (2012). *Sage internet research methods*. Thousand Oaks, CA: Sage.

Markham, A., & Buchanan, E. (2012). *Ethical decision-making and internet research:Recommendations from the AoIR Ethics Working Committee (Version 2.0)*. Retrieved from http://aoir.org/reports/ethics2.pdf

Secretary's Advisory Committee on Human Research Protections. (2013). *Considerations and recommendations concerning internet research and human subjects research regulations, with revisions*. Final document, approved at SACHRP meeting March 12-13, 2013. Retrieved from http://www.hhs.gov/ohrp/sites/default/files/ohrp/sachrp/mtgings/2013%20March%20Mtg/internet_research.pdf

Sloan, L., & Quan-Haase, A. (Eds.). (2017). *The Sage handbook of social media research methods*. Thousand Oaks, CA: Sage.

CHAPTER 8

IRB 심의 절차 처리

Negotiating The IRB Review Process

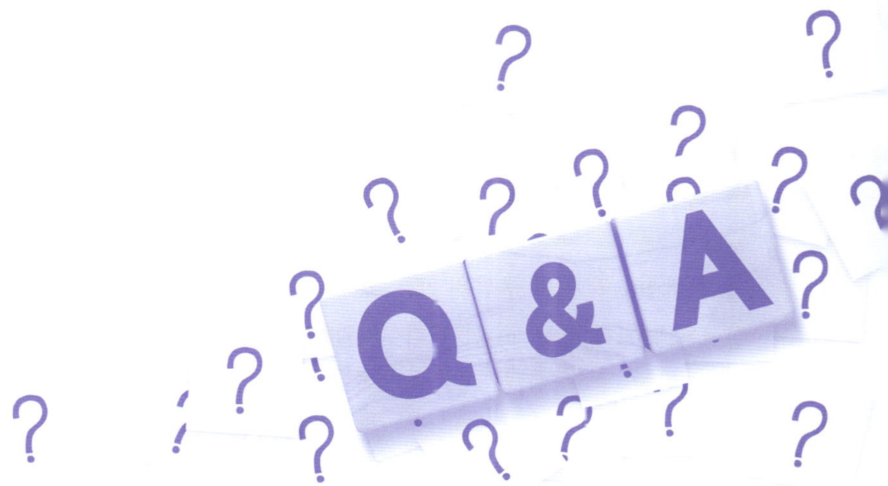

질문 74

What is an IRB, and who are the members?

IRB란 무엇이며, 위원은 누구인가?

IRB는 연구자가 소속되어 있는 기관에 설치된 위원회로, 연구가 안전하고 윤리적으로 수행되도록 하기 위해 연구참여자가 포함된 연구를 사전에 검토하고, 연방연구지침과 기관 정책을 적용할 책임이 있다. 최소위험을 초과하는 연구는 정규회의(full board)에서 검토될 것이다. 최소위험을 넘지 않고 심의면제 대상 연구나 신속심의(expedited review) 대상 연구는 IRB 위원장에 의해 지명을 받은 1명이나 2명의 위원에 의해 검토될 것이다.

연방연구규정에 따르면, IRB는 서로 다른 전문지식을 가진 최소 5명 이상의 위원으로 구성되어야만 한다. 최소한 1명의 위원은 과학자여야만 하고, 최소한 1명의 위원은 비과학자여야만 하고, 최소한 1명의 위원은 그 기관에 소속되어 있지 않은 사람이어야만 한다. 대부분의 위원은 해당 기관의 과학자이다. 그리고 1명의 위원이 위원장으로 지정된다.[39] 또한 공동 위원장이나 부위원장이 있을 수도 있다. 대부분의 IRB는 기관의 규모와 IRB 패널 수에 따라 5명 이상의 위원을 포함한다. 많은 기관에는 하나 이상의 IRB 패널이 있다.

또한 IRB의 위원 구성은 인종, 민족, 젠더, 문화적 배경 그리고 과학적 전문성 측면에서 다양해야만 한다. 위원회 위원이 특정 방법론이나 취약한 집

39) 「생명윤리 및 안전에 관한 법률」 제11조 제2항에 따르면 기관생명윤리위원회의 위원장은 호선되어야 하기 때문에 지정될 수 없다.

단에 대한 지식과 같이 특정 연구계획서를 검토하는데 필요한 전문지식을 가지고 있지 않은 경우, IRB는 위원이 아닌 사람에게 임시 심의위원(ad hoc reviewer) 역할을 요청할 수 있다.[40)]

연방연구규정은 IRB의 비과학자 위원의 자격을 정해두지 않고 있다. 연구가 수행되고 연구참여자가 모집되는 지역사회에 거주하고 있는 사람이나 연구가 수행되는 곳에서 일하지 않는 사람이 교외위원으로 활동할 수 있다. 많은 IRB에서는 연방연구규정상의 요구사항을 충족시키기 위해 비과학자이면서 해당 기관에 소속되어 있지 않는 1명 이상의 사람을 포함한다. 이 사람을 때때로 '지역사회 위원(community member)'이라고 부른다. 이러한 사람은 이전 연구에 참여했던 경험이 있는 사람, 환자 옹호자, 성직자, 변호사, 교사 또는 주부일 수 있다. 이상적인 비과학자 위원은 지역사회에 익숙하고 사회적으로 혜택 받지 못한 집단(disadvantaged groups)이 착취받을 가능성을 인식하고 있고, 기꺼이 긴 문서를 읽을 수 있고, 오랜 시간 동안 회의에 참석할 수 있으며, 완고한 과학자들로 가득 찬 대규모 집단에서 자신의 견해를 발표할 수 있는 사람이다.

만일 IRB가 수감자를 대상으로 하는 연구를 심의한다면, 수감자 대표도 있어야만 한다. 수감자 대표에는 전현직 교도관, 교도소 목회자 또는 기타 교도소 직원, 교도소에서 수감자들을 옹호해주는 역할을 하는 사람(prison advocate)이나 전직 수감자일 수 있다. 단, 수감자 대표는 본인이 현재 근무하고 있거나 활동하고 있는 시설에서 수행될 연구를 검토해서는 안 된다.

IRB 심의에서 이해상충(conflicts of interest)을 피해야만 한다. 어떤 위원도 자신이 조사자나 자문가로 참여한 연구계획서를 심의하거나 이의 승인 여부에 대한 의견에 참여할 수 없다.

---

40) 우리나라에서는 위원이 아닌 사람에게 임시 심의위원 역할을 요청하는 것은 불가능하다. 다만, 심의의 전문성을 보완하기 위해 자문인을 활용하는 것은 가능하다.

대부분의 IRB는 IRB 위원 외 연구자와 연락하는 것과 같은 IRB의 일상적인 활동을 수행하는 데 도움을 줄 수 있는 전문가들로 구성되어 있다. IRB 직원은 신속심의 대상이 될 수 있는 연구(질문 78번과 79번 참조)나 심의면제 대상이 될 수 있는 연구(질문 77번 참조)와 같이 정규회의에서 검토될 필요가 없는 최소위험 연구에 대한 심의를 수행할 수도 있다.[41)]

미국 이외의 지역에 있는 연구윤리위원회는 위원의 자격요건이 다르다. 일부에서는 더 많은 비과학자를 포함해야 하며, 변호사, 성직자 또는 윤리학자와 같은 특정 비과학 전문가를 포함할 것을 요구할 수도 있다.

추가 질문? 9, 75 그리고 76 질문 참조

41) 원칙적으로 심의는 IRB 위원에 의해 이루어져야 한다. 만약 IRB 직원이 위원이기도 하다면 이 경우에는 심의를 할 수도 있다.

질문 75

How do I know if my study must be reviewed by an IRB?

연구가 IRB 심의 대상인지를 어떻게 알 수 있는가?

만일 연구자가 사람들에 관한 정보를 수집할 것이라면, 연구자는 자신이 제안하는 활동에 대해 IRB에서 심의를 받아야만 하는지 여부를 고려해야 할 것이다. IRB 심의의 필요성은 연구자가 제안하는 활동이 두 가지 매우 구체적인 규정상의 정의인 '연구'의 정의와 '연구대상자(human subject)'의 정의에 대한 기준을 충족하는지 여부에 달려있다['연구대상자'라는 용어는 연방연구규정에서 지칭하는 용어이며, 저자들은 이 용어보다는 '연구참여자(research participant)'라는 용어를 선호한다].

연구자가 사람들에게 정보를 수집하는 모든 활동이 인간대상연구라고 생각하는 것이 합리적인 반면에, 연방연구규정에 다르면 일부 예외가 있다. 그러나 궁극적으로, 연구자가 제안하는 활동에 대해 IRB의 심의가 필요한지 여부와 만일 그렇다면 심의 유형에 대해서는 (연구자가 아닌) 연구자 소속 기관의 IRB가 결정한다. 이는 연구자가 자신이 제안하는 활동이 '인간대상연구'의 정의를 충족하지 않는다고 스스로 생각하더라도, 해당 활동이 인간대상연구인지 여부를 확인하기 위해 연구자 소속 기관의 IRB와 상의를 해야만 한다는 것을 의미한다. 일부 IRB에서는 이를 위한 공식적인 절차를 가지고 있다.

연방연구규정은 '연구'와 '연구대상자'의 정의(definitions)를 모두 포함하고 있다. IRB는 연구자가 제안한 활동에 대해 IRB의 심의가 필요한지를 결정하기 위해 연방연구규정의 정의를 사용한다. 첫째, IRB는 연구자가 계획하고 있는 활동이 실제로 "일반화할 수 있는 지식을 개발하거나 이에 기여하도록 설계된 연구 개발, 시험, 평가를 포함한 체계적인 조사"라는 연구의 정의에 따라 연구로 간주되는지 여부를 결정할 것이다(45CFR46.102(I)). 이 공식 언어는 해석하기가 약간 어렵다. 다음과 같이 생각해보자. 만일 연구자가 사회현상에 대해 새로운 것을 알아보고자 시도하고, 사회현상을 논리적이고 방법론적인 방식으로 알아보고, 다른 사람과 그 결과를 공유하여 그 결과가 향후 연구에 대한 근거를 세울 수 있다면, 연구자는 연구를 수행하는 것이다.

또한 IRB는 연구자가 제안하는 활동이 "(전문가이든 학생이든) 연구자가 (i) 개인을 대상으로 중재나 상호작용을 통해 정보나 인체유래물을 획득하고, 그 정보나 인체유래물을 사용, 연구 또는 분석, 또는 (ii)식별 가능한 개인정보나 인체유래물을 획득, 사용, 연구, 분석 또는 생성하는 연구를 수행하는 살아있는 사람"으로 정의된 연구대상자를 포함하는지 여부를 고려할 것이다(45CFR46.102(e)). '중재'는 설문조사, 인터뷰, 관찰을 포함하되 이에 국한되지 않는 데이터 수집에 사용되는 절차를 의미한다. 또한 '중재'에는 실험적 교육 프로그램이나 표준 프로그램에 참여하는 연구참여자를 무작위로 배정하는 것과 같이 연구자가 연구를 목적으로 연구참여자의 환경을 조작하는 상황도 포함된다. '상호작용'은 연구자와 연구참여자 간의 모든 개인적인 접촉이나 의사소통을 의미한다(45CFR46.102(e)(2-3)).

만일 조사자나 다른 사람이 데이터를 보고 그 사람의 신원을 알아낼 수 있다면, 그 정보는 '개별적으로 식별할 수 있는(individually identifiable)' 것이다. 사적 데이터는 "개인이 관찰되거나 기록되지 않을 것이라고 합리적으로 예상할 수 있는 상황에서 발생하는 행동에 대한 정보 그리고 특정 목적을 위해 개인에 의해 제공된 정보이면서 그 개인이 공개되지 않을 것이라고 합리적으로 기대할 수 있는 정보"이다(45CFR46.102(e)(4)). 사람들은 의무기록이나 교육기록과 같은 데이터 자원은 공개되지 않을 것이라고 합리적으로 예상할 수 있다. 또한 사람들은 은행 대출 담당자와의 만남이나 구직 면접과 같이 사적인 장소에서 이루어지는 특정 유형의 대화가 관찰되거나 녹음되지 않을 것이라고 합리적으로 예상할 수 있다.

예를 들어, 전기(biographies)와 같이 특정 개인, 공중보건 감시, 형사 사법 또는 연방 차원의 정보 조사를 위한 데이터 수집에 초점을 둔 학술활동과 언론활동은 인간대상연구가 아니다. 이 밖에 연방연구규정에는 다른 구체적인 예가 나와 있지는 않다.

만일 연구자 소속 기관의 IRB가 연구자의 활동이 위험수준에 근거하여 사실상 인간대상연구라고 결정한다면, 연구자의 연구는 정규회의에서 심의될 수도 있고, 신속심의의 대상이 될 수 있거나(질문 78번과 79번 참조), 아니면 IRB의 감독으로부터 면제되는 것으로 결정될 수도 있다(질문 77번 참조). 연구자는 자신의 연구가 IRB의 감독으로부터 면제되는 기준을 충족한다고 생각되더라도 연구계획서는 여전히 일종의 IRB의 확인(review)[42)]을 받아야만 한다는 점에 유의하는 것이 중요하다.

연구자가 소속되어 있는 기관과 IRB의 정책에 따라, 연구가 정규회의에서 심의되어야 하는지, 신속심의의 대상이 될 수 있는지, 아니면 IRB의 감독으로부터 면제되는 것인지, 뿐만 아니라 어떤 활동이 인간대상연구인지 여부를 결정하기 위해 작성해야 하는 다른 절차나 서식이 있을 수 있다. 최소위험을 초과하고 정규회의 때 심의를 받아야만 하는 연구는 (연간 또는 더 자주) 주기적으로 데이터 수집 활동이 완료될 때까지 심의를 받아야 한다.

추가 질문? 78, 79 그리고 81 질문 참조

---

42) 영문에서는 'review'라는 용어를 사용하고 있으나, 「생명윤리 및 안전에 관한 법률」에 따르면 심의면제 대상 연구는 IRB로부터 심의면제가 충족되는지 '확인'이 필요하다는 의미이기 때문에 심의면제에 해당하는 문장에서만 'review'를 '확인'으로 번역하였다.

질문 76

How do I know which IRB—and how many IRBs—must review and approve my proposed research?

연구자가 제안한 연구를 심의하고 승인하는 IRB와 그 수를 어떻게 알 수 있는가?

만일 제안된 연구에 관련된 모든 연구자가 동일한 기관에 있다면, 연구자 소속 기관의 IRB에서 그 연구를 심의받아야 할 것이다. 다른 국가의 연구자가 미국 연구자와 협업하여 해당 국가에서 연구를 수행하기 위해서는, 미국 연구자가 소속된 기관의 IRB와 해당 연구가 수행될 국가에 있는 IRB나 유사한 조직(similar body)에 의해 심의를 받아야만 한다.

연구의 기반이 미국에 있고 연방자금을 지원받는 공동연구(즉, 한곳 이상의 미국 기관을 포함하는 연구)의 연구계획서는 2020년[미국 국립보건원(NIH)에서 연구비를 지원받는 연구의 경우 2018년 1월]을 시작으로, 단일IRB (single IRB)에 의해 심의를 받아야만 한다. 단일IRB 절차를 사용한다는 것은 오직 하나의 IRB에서 연구를 심의하고 승인한다는 것이다. 모든 다른 IRB는 자신들의 IRB를 대신하여 연구를 심의할 수 있도록 단일IRB와 협약을 맺어야만 한다. 다기관IRB (multiple IRB)에 의한 심의가 법에 의해 요구되는 경우, 예를 들어, 아메리칸인디언(American Indian)이나 알래스카 원주민부족(Alaskan Native tribes)과 관련된 연구와 같이 다른 독립체(entity)에서도 연구 심의가 요구되는 경우이거나 아니면 연구를 후원하거나 수행하는 연방기관에서 단일IRB에 의한 심의가 적절하지 않다고 결정하는 경우에만 예외가 가능하다. 하지만 모든 IRB가 단일IRB 접근방식을 편하게 생각하는 것은 아니다. 따라서 다기관IRB에 의한 심의가 여전히 연방연구규정의 적용을 받는 연구의 표준이라고 할 수 있다.

추가 질문? 66, 74 그리고 75 질문 참조

질문

77

When is a research study "exempt" from the federal research regulations, and what does this mean?

연방연구규정에서 '면제'되는 연구는 무엇이며, 이것이 의미하는 바는 무엇인가?

연방연구규정에는 연구참여자에게 거의 위험을 초래하지 않기 때문에 서면 동의에 대한 요구사항을 포함하여 모든 규정을 준수하는 것으로부터 '면제'되는 것으로 간주되는 연구의 7가지 범주가 약술되어 있다. 하지만 면제 기준을 충족하는 것처럼 보이는 연구조차도 해당 연구가 실제로 면제되는지 여부를 결정하게 될 IRB의 누군가에 의해 확인을 받아야만 한다.

사회행동과학연구 중에서 일반적으로 면제로 간주되는 연구는 다음을 포함한다(45CFR46.104).

- 통상적인 교육실무를 포함하는 연구
- 데이터가 익명으로 수집되고 민감하지 않고 '연구대상자의 재정 상태, 고용 가능성 또는 평판'에 해를 끼칠 위험이 없으며, '형사상 책임이나 민사상 책임'의 위험에 빠뜨리지 않기 때문에 교육적 시험, 설문조사나 인터뷰, 공공의 행위(public behavior)에 대한 관찰을 포함하는 연구
- 간단하고 '해가 없는 행동 중재'를 포함하는 성인 대상 연구
- 공개적으로 이용 가능한 데이터나 인체유래물을 이용하는 연구 또는 사적 기록(private records)으로부터 익명으로 기록된 데이터의 분석을 포함하는 연구
- 연구 이외의 목적으로 수집되거나 수집될 데이터의 2차적 분석
- 공공서비스나 복리후생 프로그램에 대한 연구

- 식품의 맛과 품질에 대한 평가와 소비자 수용(consumer acceptance) 연구

위에서 제시된 범주 중 하나에 해당하는 연구를 하는 연구자는 연구계획서와 일부 첨부자료를 연구자 소속 기관의 IRB에 여전히 제출해야만 한다. IRB는 연방연구규정의 적용이 면제되는 것으로 결정될 연구의 제출과 확인을 위해 특정 서식과 절차를 가지고 있을 수 있다. 중요한 것은 연방연구규정의 적용이 면제되는 연구를 수행하는 연구자는 여전히 연구참여자를 정중하게 대해야 하고, 연구참여자에게 연구에 대한 기본정보를 제공하고, 연구를 통해 수집한 데이터를 안전한 방식으로 저장하는 것과 같은 기본적인 윤리원칙을 준수해야만 한다는 것이다.

추가 질문? 39, 78 그리고 80 질문 참조

질문 78

What is expedited review?

신속심의란 무엇인가?

연방연구규정에는 최소위험을 넘지 않지만 면제 기준을 충족하지 않는 연구에 대해서는 신속심의를 위한 절차를 약술한다(45CFR.46.110).[43] 이러한 연구의 경우, 통상적으로 IRB의 정규회의에서 해당 연구를 심의하지는 않는다. 그 대신 IRB 위원장이나 위원장에 의해 지명받은 1명 이상의 IRB 위원이 연구계획서를 심의한다. 신속심의위원은 연구를 승인하거나 수정을 요청할 수 있다. 만일 신속심의위원이 연구를 반려(disapprove)하기를 원한다면 정규회의에서 그 연구를 심의해야만 한다.

연구의 역동적인 특성(dynamic nature)으로 인해 연방연구규정에 신속심의 자격이 있는 연구의 유형을 포함하기보다 연방연구규정을 제 · 개정하고 시행하는 미국 정부기관인 인간연구보호국(OHRP)의 웹사이트[44]에 이러한 연구의 목록이 게시되어 있다. 이 목록은 주기적으로 검토되고 갱신된다.

추가 질문? 13, 77 그리고 79 질문 참조

---

43) 「생명윤리 및 안전에 관한 법률」에서는 신속심의에 대해 구체적인 규정은 없다. 통상적으로 정규심의와 신속심의를 구분하는 것은 「생명윤리 및 안전에 관한 법률」상 정한 바에 따르는 것이 아니라 기관생명윤리위원회의 표준운영지침에 따라 이루어지고 있다. 「기관위원회 평가 · 인증 가이드라인」(2020.12)에서는 해당 기관생명윤리위원회에서 신속심의를 운영하는 경우, 신속심의에 대한 표준화된 대상과 심의 기준 및 절차가 마련되어 있으며, 신속심의가 이를 준수하여 적절히 이루어지고 있는지를 평가한다.

44) https://www.hhs.gov/ohrp/

질문

79

What is the difference between expedited and full board review?

신속심의와 정규심의의 차이점은 무엇인가?

신속심의는 IRB 위원 중 지명을 받은 1명이나 2명의 위원이 담당한다. 정규회의에서는 IRB의 모든 위원이 연구를 심의하고 논의한다. 제안된 연구의 위험수준에 따라 심의 유형이 결정된다. 최소위험을 초과하지 않지만 면제 기준을 충족하지 않는 연구(질문 77번 참조)는 대개 신속심의의 대상이 된다. 즉, 최소위험을 초과하는 연구는 정규회의에서 심의된다. 기관에 따라 연구자는 자신의 연구가 신속심의의 자격이 있는 이유, 다시 말해 최소위험을 넘지 않는다는 이유를 설명하도록 구체적으로 요청받을 수 있다.

게다가 지명을 받은 IRB 신속심의위원은 정규회의가 열릴 때까지 기다리지 않고 언제든지 연구를 심의할 수 있기 때문에, 신속심의에는 일반적으로 더 짧은 시간이 소요된다. 그리고 신속심의의 자격이 있는 연구는 연구가 시작되기 전 단 한 번만 심의를 받으면 되지만, 최소위험을 초과하는 위험을 초래하고 정규회의 때 초기심의를 받는 연구는 대개 일 년에 한 번씩 지속심의를 받아야만 한다.[45] 대부분의 기관에서는 연구에 대해 신속심의가 가능한지나 정규심의가 필요한지 여부에 관계없이, 연구자에게 동일한 자료를 제출하도록 요구한다.

추가 질문? 13, 78 그리고 85 질문 참조

---

45) 영문에서는 정규심의에 해당하는 연구의 경우 1년에 한 번씩 지속심의를 받아야 한다고 설명하고 있으나, 현재 「생명윤리 및 안전에 관한 법률」에는 지속심의에 대한 구체적인 규정이 없다. 다만, 대부분의 기관생명윤리위원회에서는 연구의 위험수준과 연구기간을 고려하여 지속심의 주기를 결정하며, 임상시험에 준하여 통상적으로 최대 1년에 한 번은 지속심의를 통해 수행 중인 연구의 진행상황을 확인하여 연구의 계속 수행에 대한 승인 여부를 결정하고 있다.

질문

80

What materials will I need to submit to the IRB?

IRB에 심의를 신청하려면 어떤 자료가 필요한가?

IRB는 일반적으로 연구계획서뿐만 아니라 연구참여자 모집을 위한 모든 자료, 충분한 정보에 의한 동의 관련 문서, 데이터 수집 도구 그리고 해당되는 경우에는 중재에 대한 자료의 제출을 요구할 것이다.

일부 기관에서는 연구계획서와 자료를 제출하야 하는 일 외에도 작성해야 하는 특정 신청서나 질문이 있다. 많은 학술기관에서는 온라인 제출 절차를 가지고 있다.

상세하고 공식적인 연구계획서에는 다음의 사항을 포함하여 연구와 연구 절차의 모든 측면을 상세히 기술해야 한다.

- 연구의 목적 및 목표
- 데이터 수집 방법 그리고 데이터 수집을 위해 사용할 설문지, 질문지, 인터뷰 지침 및 연구도구에 대한 설명
- 해당되는 경우, 시험 중인 중재에 대한 자세한 설명
- 연구기간 및 장소
- 연구참여자의 특성과 수 그리고 해당되는 경우 연구참여자를 그룹(groups)에 배정하기 위한 절차
- 연구자가 특히 취약한 집단의 개인을 포함할 계획이라면, 연구자가 선택한 집단을 등록해야만 하는 이유
- 모집 장소, 동의 획득 장소, 동의를 획득할 책임이 있는 사람을 포함하여 모집 및 동의 과정에 대한 설명
- 연구참여자에게 지불하는 비용이나 다른 보상에 대한 정보뿐만 아니

라 연구참여자에게 발생할 수 있는 잠재적인 비용에 대한 정보

- 연구 참여에 따른 위험과 이득에 대한 평가 그리고 위험/이득 간에 균형에 대한 정당화
- 위험을 최소화하기 위해 취할 조치
- 연구참여자의 사생활 보호와 연구 데이터의 비밀보장을 위해 취하게 될 조치를 포함하여 연구자료의 보관
- 데이터 분석 계획
- 연구결과 보급을 위한 계획

공공장소에 배포하거나 게시할 수 있는 전단지나 포스터(posters), 개인별로 보내거나 대량으로 보내는 편지나 전자우편, 기타 직접적인 전자우편 광고, 광고용 인쇄물이나 인터넷 광고, 라디오 광고, 개인에게 전화를 걸거나 직접 만나서 참여를 요청하는 데 사용할 대본과 같은 연구참여자 모집에 사용할 자료도 IRB에 제출해야만 한다.

연구계획서에 충분한 정보에 의한 동의 과정을 자세히 설명하는 것 외에도 필요한 경우에는 동의서 한 부도 제출해야만 한다. 대부분의 기관에서는 특정 형식뿐만 아니라 특정 예시문구(template language)를 사용할 것을 요구한다. 이 정보는 연구자 소속 기관의 IRB 웹사이트에서 확인할 수 있다.

데이터 수집 도구는 실제 사용할 형식으로 제출해야 한다. 그러나 일부 연구의 경우, 컴퓨터 보조 설문 소프트웨어(computer-assisted survey software)나 웹 기반 프로그램(web-based programs)에서 작동될 도구를 제출하는 대신 도구에 관한 내용을 제출하는 것을 필요로 하거나 그것을 선호할 수 있다.

만일 연구가 중재를 시험하는 것이라면 중재에 대한 설명문, 팜플렛(pamphlet), 기타 교육자료 등 모든 자료가 IRB에 제출되어야 한다. 이러한 것들이 연구자의 연구 활동 및 데이터 수집 도구에 대한 내용을 제공하는데 필요하다.

대부분의 IRB는 정기적인 간격(매월 또는 격월)으로 회의를 하고, 회의 전에 자료가 IRB 위원들에게 배포될 수 있도록 정규회의에서 심의가 필요한 제안서를 마감일에 맞춰 제출해 줄 것을 연구자에게 요구한다. 심의면제 대상연구(질문 77번 참조)나 신속심의 대상 연구(질문 78번과 79번 참고)의 경우에는 이러한 마감일이 적용되지 않을 수도 있다.

연구 과정 전반에 걸쳐 연구자는 어떠한 이상사례(adverse events)와 연구계획서 위반을 보고하고(질문 96번, 97번, 99번 참조), 이미 승인된 연구계획에 대한 변경사항(질문 84번 참조), 해당하는 경우 지속심의를 위해 필요한 서류를 제출할 책임도 있다.

추가 질문? 40, 56 그리고 85 질문 참조

질문

81

What can I expect during the IRB review process?

IRB 심의 절차에서 무엇을 기대할 수 있는가?

만일 연구자의 연구가 연방정부의 자금을 지원받는다면, IRB는 그 연구가 연방연구규정 및 일반적인 윤리원칙을 준수하는지를 보장하기 위해 심의를 한다. 일반적으로 IRB는 연방정부가 자금을 지원하지 않는 연구에 대한 심의에서도 연방연구규정을 적용한다. 연방연구규정이 광범위하기는 하지만, 연구자가 연구 수행 시 직면하는 모든 문제를 다루지는 않는다. 예를 들어, 데이터를 수집하기 위해 인터넷을 사용하는 것에 대한 언급은 없다. 따라서 IRB는 연방연구규정 외에도 연구를 심의할 때 사용할 수 있도록 자체적으로 기관에서 정책을 개발할 재량권을 가지고 있다. 연구의 위험을 평가함에 있어 지침만으로는 한계가 있을 수 있다는 점을 감안하면, 어떤 IRB에서는 승인될 수 있는 연구가 다른 IRB에서는 우려를 제기할 수도 있다. 이러한 이유로 동일한 연구가 한 IRB에서는 수정 없이 승인될 수 있지만, 다른 IRB에서는 수정을 요구받을 수 있다.

IRB에서 연구자의 연구계획서를 심의한 이후, 연구자는 IRB로부터 심의 결과와 다음에 해야 할 일을 알려주는 공식적인 통보서(보통 이메일이나 서신으로)를 받게 된다. 만일 연구자의 연구가 심의면제가 가능한 것으로 확인되지 않는다면, IRB는 해당 연구에 대해 심의를 받을 것을 연구자에게 요구한다. 이러한 조치가 가장 일반적이며 매우 드문 경우에만 IRB가 연구를 반려한다. 이처럼 IRB에서는 사전에 연구를 심의하는 권한 외에도 드물지만 충분한 정보에 의한 동의 과정을 포함하여 연구를 수행하고 있는 도중에 연구의 모든 측면을 관찰(observe)할 권한이 있다.

기관 정책의 차이로 인해 이 책에서는 연구자가 IRB 심의 절차에서 무엇을 해야 하는지에 대한 모든 답을 제공할 수는 없다. IRB 심의를 위한 연구계획서 제출을 준비하는 첫 번째 단계로 연구자는 IRB 위원장과 위원, 필수 제출 절차 및 기관 정책을 알아야 할 것이다.

추가 질문? 75, 82 그리고 83 질문 참조

질문

82

Before IRB approval, what can I do and not do?

IRB 승인 전에 할 수 있는 것과 하지 말아야 할 것은 무엇인가?

IRB 승인 또는 면제 확인을 받을 때까지 연구참여자 모집이나 데이터 수집을 시작할 수 없다. 그러나 연구자는 연구계획서와 첨부자료를 작성하고 IRB 제출서류를 준비하는데 필요한 정보를 수집할 수는 있다. 예를 들어, 만일 연구자가 특정 기관에서 연구참여자를 모집할 계획이라면, 연구자는 이 기관에 연락하여 실행 계획에 대해 논의할 수 있고, 실행 계획에 대한 충분한 내용을 연구계획서에 기술해야 한다. 연구참여자를 모집할 기관이 연구자가 소속되어 있는 기관이 아닌 외부일 경우, 그 기관이 연구를 지원해주겠다는 내용을 담은 서신과 그 기관 직원이 연구를 위해 해줄 역할에 대한 설명을 IRB에 제출할 필요가 있다. 또한 연구자는 그 기관에서 충분한 수의 연구참여자를 확보할 수 있는지 여부를 확인하기 위해 그 기관에 대한 기본적인 정보를 찾아야 할 수도 있다. 이러한 유형의 정보 수집은 그 기관에서 연구자에게 잠재적인 연구참여자의 개인식별정보를 제공하지 않는 한 허용될 수 있다. 고객의 성명 목록 대신 고객의 수와 기본적인 인구통계학적 정보를 제공받을 수는 있다.

프로젝트 직원이나 다른 동료와 함께 설문지와 같은 데이터 수집 도구로 사전조사나 예비실험을 수행하는 것은 IRB 승인 없이 허용된다.[46] 또한 연구자는 IRB 승인 전에 전문가나 지역사회 자문위원회에게 데이터 수집 도구, 중재 관련 자료, 모집공고문, 동의서와 설명문을 검토받을 수 있다.

일부 IRB는 데이터가 보관되지 않는 한 IRB 승인 전에 연구대상 집단과 유사한 개인에게 사전조사를 하는 것을 허용지만, 일부 IRB에서는 데이터로 무엇을 하든 상관없이 개인으로부터 동의를 받을 것을 요구한다. 만일 연구자가 데이터 수집 도구에 대해 사전조사를 수행하기를 원하고 연구자 소속 기관의 IRB에 사전조사 수행을 승인해줄 것을 요구하려고 한다면, 연구자는 사전조사가 수행되는 방법과 누구와 함께 수행하는지를 연구계획서에 기술할 수 있다. 또한 사전조사를 해보고 필요시 변경사항이 적용된 이후, 연구자가 최종 데이터 수집 도구를 다시 제출할 것인지 여부도 명시해야 한다.

연구자는 IRB 제출 전에 필요한 모든 교육을 이수해야 한다. 연구참여자 모집을 담당하는 사람, 연구참여자로부터 충분한 정보에 의한 동의를 획득하는 일을 담당하는 사람, 데이터를 수집, 등록, 분석하거나 데이터에 접근하는 사람, 중재를 하거나 연구참여자와 연락하는 사람은 연구에 참여하기 위해 해당 기관에서 요구하는 인간대상연구 윤리교육을 성공적으로 이수해야만 한다.

추가 질문? 9, 81 그리고 84 질문 참조

46) 기관생명윤리위원회 정보포털 FAQ에서는 "예비연구(파일럿 연구)도 기관위원회의 심의를 받아야 하나요?"라는 질문에 대해 "연구윤리 측면에서 인간을 대상으로 수행하는 연구에 있어 예비연구(파일럿 연구)와 본 연구 간에 차이는 없습니다. 일반적으로 예비연구(파일럿 연구)의 과학적 타당성이 미흡할 수는 있겠지만 윤리적 타당성에 대한 검토는 필요합니다. 따라서 연구 목적으로 예비연구(파일럿 연구)를 수행하려고 한다면 심의를 받고 진행하는 것이 타당합니다. 특히, 예비연구 결과를 논문이나 학술지에 포함시키고자 한다면 예비연구(파일럿 연구) 시작 전에 심의를 받고 수행하시기 바랍니다."라고 답변을 제시하고 있다.

질문 83

What are changes that the IRB can request, and how do I respond?

IRB가 연구자에게 요청할 수 있는 수정사항은 무엇이며, 연구자는 어떻게 대응해야 하는가?

연구계획서에 대한 초기심의 이후 IRB는 연구자의 연구가 승인되었는지, 수정이 필요하여 승인되지 않았는지, 아니면 심의면제가 가능한 것으로 확인되었는지를 연구자에게 알려주기 위해 공식적으로 문서화된 연락(통보서를 말한다)을 보낼 것이다. IRB는 연구가 연방연구규정, 기관의 정책, 모범사례, 윤리원칙과 일치하도록 추가 정보를 요청하거나 수정을 종종 요구한다. 가장 일반적으로 IRB는 동의서의 문구에 대해 수정을 요청하는데, 특히 문구가 기관에서 요구하는 템플릿에서 벗어나거나 너무 어렵거나 잘못 작성된 경우가 해당된다.

어떤 경우에는 IRB가 제출된 문서나 연구에서 제안하는 활동에 대해 매우 구체적인 수정을 요구할 수 있다. 이러한 일은 제안된 연구가 연방연구규정이나 기관 정책을 직접적으로 위반할 때(예를 들어, 동의서에 주요 정보를 누락하는 경우) 종종 발생한다. 연방연구규정이나 기관 정책을 준수하기 위해 수정이 요구될 경우, IRB에서는 통보서라는 공식문서를 통해 연방연구규정이나 기관 정책에 위반이 되는 사항과 허용 가능한 선택지를 설명할 것이다. 그러나 일반적으로 수정을 위한 IRB의 요청사항은 비지시적(nondirective)이다.

종종 IRB는 연구자에게 특정 방식으로 연구를 하는 이유에 대한 설명이나 정당화 근거를 요구할 것이다. 이러한 요구는 반드시 연구자가 다르게 행동하거나 연구계획 수정을 원한다는 것을 의미하지는 않는다. 다음의 사항에 대한 질문을 요구할 수 있다.

- 표본 크기(sample size)의 정당성
- 포함기준과 제외기준에 대한 설명
- 연구참여자 모집을 위해 계획된 전략이나 자료에 대한 세부사항
- 연구 질문에 대한 답을 얻는 일에 있어 중요하지 않지만 추가 위험을 초래할 수 있는 특정 데이터 수집의 정당성
- 사생활 보호와 비밀보장을 위해 적절한 데이터 수집 절차나 데이터 보관 방법에 대한 세부사항
- 연구계획서 내에 불일치한 사항이나 연구계획서와 동의서 같은 다른 연구 문서 간의 불일치한 사항에 대한 명확화

IRB의 수정 요청에 대응하여, 연구자는 연구계획서 및 관련 문서에 필요한 수정을 해야 한다. 또한 연구자는 수정한 사항을 IRB에 자세히 설명하고, IRB에서 보낸 공식문서에 요약되어 있는 문제에 대해 하나씩 답하는 방식으로 질문에 대한 답변을 제공해야만 한다.

종종 IRB의 수정 요청은 제안된 연구 절차나 문서와 관련된 특정 문제를 식별하고 설명하는 데 중점을 두지만, IRB는 연구자에게 해결책을 제안하고 그에 따라 수정하도록 요청할 것이다. 예를 들어, 모범사례나 표준이 존재한다면, 종종 IRB가 해결책을 제시할 수 있다. 그러나 이에 대해 연구자가 다른 조치를 제안할 수도 있다. 만일 IRB가 구속력 있는 것처럼 보이는 수정에 대한 권고를 제시한 것을 연구자가 만족스럽지 않다고 생각하여 연구자가 다른 조치를 취하기를 원한다면 확고하고 설득력 있는 윤리적 정당화가 필요할 것이다.

IRB의 결정에 대해 연구자가 이의를 제기할 수 있는 공식적인 이의제기 절차가 있는 기관이 거의 없다. 연구자가 IRB 사무실에 전화하여 담당자와 이야기할 수는 있지만, 대부분의 IRB에서는 의사결정을 기록할 수 있도록 연구자와 서면으로 의사소통하는 것을 선호한다. 연구자는 소명을 위해 대면회의 참석을 IRB에 요청할 수 있다.

추가 질문? 6, 80 그리고 84 질문 참조

질문
84

What should I do if I want to change the protocol, consent form, or other documents after they have been approved by an IRB?

IRB의 승인을 받은 연구계획서, 동의서, 기타 문서를 변경하려면 어떻게 해야 하는가?

종종 연구자는 IRB 승인을 받은 후 연구의 일부를 변경하기를 원하거나 변경을 필요로 한다. 예를 들어, 연구자가 연구참여자 모집을 시작하였으나 무언가가 생각대로 되지 않고, 사람들이 자신이 수행하는 연구에 연구참여자로 등록하지 않는다는 것을 알게 될 수도 있다. 변경의 필요성은 연구 과정의 정상적인 부분이다. 그러나 규정과 윤리의 문제로 대부분의 변경사항은 실행되기 전에 IRB 승인이 필요하다. IRB는 제안된 변경사항이 위험과 이득을 변경하지 않는지를 심의하기를 원한다. 이는 면제 연구에도 동일하게 적용된다.[47)]

중요한 것은 IRB에 변경이라고 불리는 것을 제출해야 하고, 연구자는 IRB에서 변경을 승인하기 전까지 변경사항을 실행해서는 안 된다. 변경을 하기 위해 연구자는 연구계획서와 관련 문서에 변경하려는 내용과 그 이유를 자세히 설명해야 한다. 연구자는 변경이 승인될 때까지 기다리는 동안 이전에 승인된 절차를 이용하여 연구를 계속 수행할 수는 있다. 그러나 연구자는 IRB가 승인할 때까지 변경한 동의서를 사용하거나 새로운 모집방식과 같은 어떠한 변경도 실행할 수 없다.

변경심의가 필요한 변경사항에는 아래의 사항이 포함되지만, 이것에 국한되지는 않는다.

---

47) 심의면제에 대해서는 심의면제 기준에 해당하는지를 기관생명윤리위원회로부터 확인받기 위함으로 심의면제 확인 이후 변경, 지속, 종료, 결과 등 과제 관리 성격의 심의가 필요하지 않다.

- 새로운 연구 인력의 추가
- 충분한 정보에 의한 동의서나 동의 획득 과정의 변경
- 포함기준과 제외기준의 변경
- (새로운 모집 장소에 대한 추가를 포함하여) 연구참여자 모집 전략이나 자료의 변경
- 설문지, 인터뷰 질문지, 포커스 그룹 인터뷰 지침 등 데이터 수집 도구의 변경. 참고로, 포커스 그룹 인터뷰 지침과 같은 질적 연구도구에 대한 중대한 변경이 되는 요소를 결정하는 일은 까다로울 수 있다. 일반적으로 새로운 주제가 추가될 때에만 변경사항을 제출하면 된다.

연구자가 변경심의를 신청할 때, IRB에서는 일반적으로 동의서와 같이 수정된 문서에 대한 변경사항을 쉽게 검토할 수 있도록 변경사항을 추적 가능하게 하여 제출하도록 요청한다. 만일 IRB가 문서에 도장(stamps, IRB의 승인을 받은 문서임을 나타내는 표식을 말한다)을 찍는다면, 동의서상 연구자와 연락 가능한 전화번호가 바뀌는 경우와 같이 도장이 찍힌 문서에 사소한 변경이 있더라도 그 문서에 다시 도장을 찍으려면 변경을 제출해야만 한다.

연구가 초기에 정규회의에서 심의되었다고 하더라도 변경이 연구의 위험과 이득의 균형에 영향을 미치지 않는 경우라면, 그러한 변경은 신속심의 절차를 통해 심의될 수 있다. 예를 들어, 설문도구나 연구진의 변경 또는 연구기간을 연장하는 것과 같이 연구내용에 중대한 영향을 미치지 않는 중재에 대한 변경을 포함한다.

연구자가 제안하는 연구계획서의 변경사항이 광범위할 때, IRB는 등록되어 있는 연구참여자에게 재동의 획득을 요구할 수도 있다. 즉, 연구를 계속하기 위해서는 등록되어 있는 연구참여자들이 새로운 동의서를 검토하고 서명해야만 한다는 것이다. 예를 들어, 설문조사 도구가 변경되어 작성하는데 훨씬 더 오랜 시간이 걸리거나 변경된 설문조사 도구에 당초 동의서에서 언급되지 않았던 민감한 주제가 포함된다면, 종단연구에서 재동의가 필요할 수도

있다.

변경은 단계적으로 수행되는 연구에도 사용된다. 즉, 이후 단계에 대한 특정 계획이 이전 단계의 결과에 의존하는 경우를 의미한다. IRB에 처음 다단계 연구를 제출할 때, 연구자는 (1) 연구의 첫 번째 단계에 대한 포괄적인 개요를 제공하여 해당 활동에 대한 승인을 요청하고 있음을 명확히 해야 한다. 그리고 (2) 연구자가 연구의 나중 단계에 다룰 것으로 예상되는 내용을 간략히 설명하고, 해당 단계가 '결정되어' 있음을 강조해야 한다. 또한 이후 단계를 수행하기 위해 연구계획 변경에 대한 심의를 신청할 것이며, 해당 변경이 승인될 때까지 이후 단계를 시작하지 않을 것임을 확실하게 명시해야 한다.

추가 질문? 6, 82 그리고 83 질문 참조

질문
85

What should I do if my research requires continuing review?

연구가 지속심의를 받아야 할 필요가 있는 경우, 어떻게 해야 하는가?

만일 연구자의 연구가 최소위험을 초과하여 IRB의 정규심의를 받는다면, 연구자는 IRB에 매년 또는 아마도 더 자주 연구에 대한 최신 정보를 알려줄 것을 요구받을 것이다. 지속심의는 연구의 위험을 재평가하고, 연구자가 IRB의 승인을 받은 대로 연구계획서를 준수했는지 확인하는 것이다.

각각의 IRB는 연구자가 지속심의를 위해 제출해야 하는 고유한 서식을 가지고 있다. 연구자가 보고해야 하는 대표적인 항목은 다음과 같다.

- 연구 진행 상황에 대한 최근 정보(예를 들어, 연구참여자 등록과 데이터 수집이 여전히 진행 중이거나 연구참여자 등록은 마감되었고 수집된 데이터에 대한 분석을 진행 중이라는 점)
- 등록된 연구참여자의 수
- 연구자가 중도탈락을 시켰거나 동의를 철회한 연구참여자의 수
- IRB에 아직 보고되지 않은 이상반응과 같이 연구참여자의 안전과 관련된 정보
- 연구참여자에게 영향을 미칠 수 있는 위험이나 연구와 관련된 모든 새로운 발견 그리고 충분한 정보에 의한 동의서의 변경
- 결과를 보고하는 출판물이나 발표자료

또한 연구자는 연구계획서 및 동의서와 같은 주요 문서를 다시 제출할 것을 요구받는다.

지속심의 주기(보통 1년)는 초기 승인 통보서에 기재된다. 대부분의 IRB는 지속심의에 대한 마감일이 다가오면 연구자에게 알림을 보낼 것이다. 만일 연구자가 IRB의 지속심의를 받기 위한 자료 제출 마감일을 놓친다면, 연구자 소속 기관의 IRB에서는 IRB가 연구를 다시 심의하여 승인할 때까지 모든 연구 활동을 일시적으로 중단하도록 요구할 수 있다.

지속심의가 필요한 연구의 경우, 모든 데이터가 수집되고 연구자가 연구 참여자와 더 이상 접촉하지 않을 때까지 보고를 계속해야 한다. 데이터 수집이 종료된 시점을 표시하고 연구를 종료하는 절차에 대해서는 연구자 소속 기관의 IRB에 문의하기 바란다.

추가 질문? 6, 79 그리고 89 질문 참조

질문

86

I am collecting data for a class project. Do I need IRB approval?

수업 프로젝트를 위해 데이터를 수집하고 있다. IRB 승인이 필요한가?

이 질문에 대한 답은 연구자가 소속된 기관이 어떤 규칙을 가지고 있는지에 따라 다르다. 연구자의 수업 프로젝트가 연방연구기금의 지원을 받지 않는다고 가정하면, 일부 IRB에서는 모든 학생 연구 프로젝트도 IRB 심의를 위해 제출하도록 요구하지만, 다른 IRB에서는 그렇지 않다.[48] 특히 그 데이터가 수업에서 제출되는 보고서나 발표에만 사용되는 경우, 이에 대해서는 IRB 심의를 받지 않아도 된다. 만일 연구자가 제안된 연구를 IRB에 제출해야만 한다면, 해당 기관의 IRB 위원장, 지명된 IRB 위원이 심의를 수행할 수 있다. 또는 해당 기관에서 교실 기반 프로젝트(classroom-based projects)를 심의하기 위한 별도의 절차를 수립할 수 있다.

중요한 것은 학생이 수행하는 연구에 대해 IRB 심의나 이와 유사한 심의를 요구하는 것은, 엄밀히 따지면 연구참여자가 아닐지라도 이러한 연구에 참여하는 사람들의 윤리적 대우를 촉진하는 것이다. 학생이 수행하는 연구로 인해 연구참여자의 신원이 알려지거나 데이터의 비밀이 침해되는 경우에는 연구참여자에게 부정적인 결과를 초래할 수 있기 때문에, 이러한 심의를 통

48) 「생명윤리 및 안전에 관한 법률」 시행규칙 제2조 제2항 제2호에 따르면 "「초 · 중등교육법」 제2조 및 「고등교육법」 제2조에 따른 학교와 보건복지부장관이 정하여 고시하는 교육기관에서 통상적인 교육 실무와 관련하여 하는 연구"는 인간대상연구에 포함되지 않는다. 이에 해당하는지에 대해서는 해당 교육기관의 장에 의한 공식적인 판단이 필요하다. 참고로, 동법 시행규칙 제2조 제3항에 따르면 이러한 연구를 하는 연구자가 필요하다고 판단하는 경우, IRB 또는 공용IRB에 심의를 요청할 수 있다.

해 학생인 연구자가 사생활 보호와 비밀보장을 적절하게 하고 있는지를 확인한다. 이러한 심의는 실천적인 함의나 과학적 함의를 가질 수 있다. 또한 IRB 심의와 유사한 심의를 요구하는 것은 학생들에게 윤리적인 심의를 위해 연구계획서를 제출해 볼 수 있는 귀중한 경험을 제공한다.

만일 학생인 연구자가 수업 프로젝트를 위해 데이터를 수집한다면, 연구자의 교수는 수업 데이터 수집 및 IRB 심의에 대한 기관의 규칙을 숙지하고 있어야 한다. 만일 학생인 연구자가 수업 프로젝트를 위해 데이터를 수집 중이고 연구자의 지도교수가 아직 연구윤리나 IRB에 대한 설명을 연구자에게 해주지 않았다면, 학생인 연구자는 소속 기관의 정책에 대해 지도교수에게 질문해야 한다.

추가 질문? 10, 74 그리고 75 질문 참조

질문

87

I am conducting an evaluation of a program. Do I need IRB approval?

프로그램 평가를 수행하고 있다. IRB 승인이 필요한가?

연방연구기금의 지원을 받는 사회프로그램에 대한 평가는 연방연구규정에서 면제 범주에 포함된다.[49] 그러나 연방연구기금을 지원받지 않는 프로그램에 대한 평가는 IRB 심의가 필요할 수 있다. 인간으로부터 정보를 수집하거나 인간에 관한 정보를 수집하는 일을 포함하는 일부 프로그램에 대한 평가 활동은 반드시 일반화할 수 있는 지식을 생성하는 것을 목표로 하지 않으므로 IRB 심의가 필요하지 않을 수 있다.

비록 설문조사나 포커스 그룹 인터뷰와 같이 프로그램 평가와 연구에 사용되는 데이터 수집 활동은 유사하지만, 프로그램 평가와 연구는 서로 다른 목표와 목적을 가지고 있다. 이러한 차이를 이해하는 것이 프로그램 평가에 IRB 승인이 필요한지 여부를 결정하는 데 도움이 된다. 프로그램 평가는 특정 프로그램이 특정 환경에서 얼마나 잘 작동하는지 알아보는 것을 목표로 한다. 그에 반해 연구는 전체 집단에 추론될 수 있는 새로운 지식을 생성하는 것을 목표로 한다. 프로그램 평가는 프로그램이 계속될 것인지 여부나 방법과 같이 프로그램에 대한 향후 결정을 알아내는 것을 목표로 한다. 그러나 연구는 인과관계를 규명하는 것을 목표로 한다. 많은 프로젝트에는 프로그램 평가와 연구의 요소가 모두 포함되어 있다.

49) 「생명윤리 및 안전에 관한 법률」 시행규칙 제2조 제2항 제1호에 따르면 "국가나 지방자치단체가 공공복리나 서비스 프로그램을 검토 · 평가하기 위해 직접 또는 위탁하여 수행하는 연구"는 인간대상연구에 포함되지 않는다.

프로그램 평가에 대해 IRB 심의가 필요한지 여부를 결정하기 위해서는 그 결과가 어떻게 사용될 것인지를 고려해야 한다. 평가자가 조직의 연구참여자를 위한 프로그램을 개선하기 위해 그 결과를 사용할 계획이라면(예를 들어, 이전 연구참여자가 가장 유용하지 않다고 판단한 프로그램이 무엇인지를 확인하고 없애는 경우) 그 활동은 프로그램에 대한 평가일 가능성이 높고, IRB 승인이 필요하지 않을 것이다. 그러나 평가자가 이 프로그램이 연구참여자의 행동 변화에 원인이 되는지를 알아보기 위해 제안하고 이 프로그램을 다른 집단들도 함께 사용하도록 권장하기 위해 그 결과를 사용할 계획이라면, 그 활동은 연구일 가능성이 높고, IRB 승인이 필요할 것이다.

다음은 연구와 프로그램 평가 간의 차이점을 설명하기 위한 예시이다. 연구자는 새로운 체중 감량 프로그램이 65세 이상의 성인에게 효과적인지 여부를 확인하기 위해 평가를 수행하고 있다. 지역 노인센터에서 이 평가에 관심 있는 연구참여자는 새로운 체중 감량 프로그램에 참여하는 집단과 기존 체중 감량 프로그램에 참여하는 집단 중 한 집단에 무작위로 배정된다. 프로그램이 끝나면 연구자는 두 집단에 속한 사람들의 체중 감소량을 비교한다. 연구결과로 기존 체중 감량 프로그램에 참여한 사람보다 새로운 체중 감량 프로그램에 참여한 사람이 더 많은 체중을 감량했다. 그 다음 연구자는 이 연구결과를 학술지 출판물로 발표하면서 전국의 노인센터에서 새로운 체중 감량 프로그램을 시행할 것을 제안한다. 그렇다면 이러한 활동은 인간대상연구로 간주된다.

이제 새로운 체중 감량 프로그램이 기존 체중 감량 프로그램보다 더 효과적인지 여부를 평가하는 대신 모든 사람이 동일한 체중 감량 프로그램을 받고, 그 목표가 내년에 지역 노인센터에서 이 체중 감량 프로그램에 참여할 사람들을 위해 프로그램을 개선하는 방법을 결정하는 것이라고 생각해보자. 데이터 수집 활동은 주로 참여한 사람의 만족도를 파악하는 것에 중점을 두게 된다(예를 들어, 시간, 장소, 강사, 활동에 관한 질문). 이것은 인간대상연구가 아닌 프로그램 평가로 간주될 가능성이 높으므로 IRB 심의가 필요하지 않을 것이다.

위에서 제시한 예를 바탕으로 판단해보면, 프로그램 평가와 연구 간의 주요 차이는 의도와 관련이 있음을 알 수 있다. 그러나 연구자의 원래 의도가 프로그램 개선이라 할지라도, 연구자가 프로그램 중간에 발견한 내용을 다른 사람에게 말하고, 이를 들은 사람들이 연구자가 발견한 내용을 기반으로 자신의 프로그램을 개선하는데, 즉 현재 프로그램에 참여하고 있는 사람을 넘어서 다른 사람들에게까지 연구결과를 일반화하는 데에 사용할 수 있도록 해야 한다는 점을 깨달을 수도 있다. 많은 수의 학술지가 학술논문의 근거가 된 데이터 수집 활동이 IRB 승인을 받고 수행되었다는 증거나 아니면 그 활동이 면제에 해당된다거나 IRB 심의의 대상이 아니라는 확인을 요구한다. 그렇다면 연구자가 IRB 승인을 받지 않고 프로그램 평가를 수행했지만 그 이후 결과를 발표하고 싶다면 어떻게 해야 할까? 특정 기준이 충족되는 경우, 연구자는 데이터 분석 결과를 학술논문으로 출판하기 전에 IRB에서 면제 확인을 요구할 수 있다.[50)]

중요한 것은 프로그램 평가가 연구로 간주되는지 여부와 관계없이, 윤리적 우려가 없는 것은 아니라는 것이다. 프로그램 평가 활동도 여전히 참여한 사람들에게 위험을 초래할 수 있다. 예를 들어, 평가자가 사적인 개인정보를 수집한다면, 비밀보장 침해로 인해 잠재적인 해가 발생할 위험이 있다. 그 활동이 연구로 간주되지 않더라도 평가자는 항상 데이터 수집 활동의 목적을 참여한 사람들에게 설명해주어야 하고, 프로그램 평가 활동에 참여하는 것이 자발적임을 알려야 한다.

추가 질문? 51, 75 그리고 77 질문 참조

50) 「생명윤리 및 안전에 관한 법률」 제15조 제1항에 따르면 인간대상연구는 연구를 시작하기 전에 IRB의 심의를 받아야 하지만, 동법 제15조 제2항에 따르면 일부 인간대상연구는 IRB의 심의가 면제될 수 있다. 즉, 심의면제는 심의라는 원칙에 대한 예외이고, 심의는 사전에 받아야 하기에 심의면제 역시 사전에 확인되어야 한다. 그러므로 우리나라에서는 연구자가 프로그램 평가를 수행한 후 이를 통해 획득한 데이터를 분석하여 결과를 학술논문으로 출판하기 전에 연구자가 IRB에 심의나 심의면제 확인을 요구하는 경우, 이를 받아들이는 일이 법적으로 불가능하다.

참고문헌

Corneli, A., & Borasky, D. (2015). Research ethics and working with institutional review boards. In Guest, G. S., & Namey, E. E. (Eds.), *Public health research methods* (pp. 69-100). Thousand Oaks, CA: Sage.

Both of these websites will have updated guidance on applying and interpreting federal regulations:

U.S. Department of Health and Human Services, Office of Human Research Protections. Retrieved from www.hhs.gov/ohrp

U.S. Department of Health and Human Services, Secretary's Advisory Committee on Human Research Protections. Retrieved from https://www.hhs.gov/ohrp/sacrp-committee/inde.html

Consult your IRB's website for specific institutional requirements.

CHAPTER 9

데이터 사용의 윤리적 책무 이해

Understanding Ethical Responsibilities of Data Use

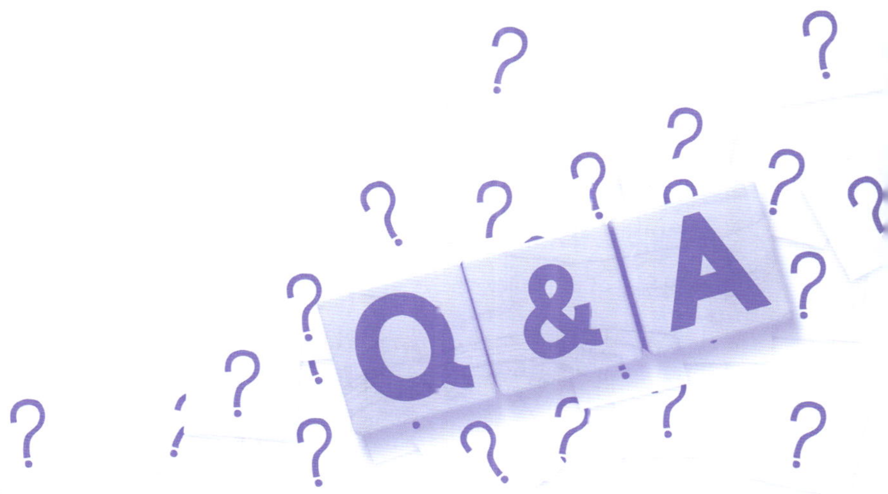

질문

88

What confidentiality procedures should I put in place after all data have been collected?

데이터가 모두 수집된 후 어떤 비밀보장 절차를 마련해야 하는가?

모든 데이터가 수집된 이후에도 연구자는 비밀보장 침해 가능성을 줄이기 위한 절차를 계속 준수해야 한다. 하지만 연방연구규정에 따르면, 비밀보장 절차의 필요성은 식별자가 어떤 방식으로 데이터에 연결되어 있는지 여부에 따라 달라진다.

만일 누군가가 연구파일을 보았을 때 연구참여자의 신원이 밝혀질 수 있다면, 연구자는 IRB가 승인한 연구계획서에 따라 데이터가 비식별화(de-identified)되거나 데이터가 파기될 때까지 모든 비밀보장 절차를 유지해야만 한다. 여기에는 연구참여자의 연락처 정보를 연구참여자 식별코드와 연결하는 마스터 코드목록이 있거나 해당 데이터에 연구참여자를 식별할 수 있는 개인식별자나 식별할 수 있는 맥락과 관련된 정보가 포함된 경우를 포함한다.

데이터가 익명화되거나 비식별화된 경우라면, 연구자는 식별 가능한 데이터와 동일한 방식으로 보호할 필요는 없다. 하지만 동일하거나 유사한 수준으로 비밀보장을 유지하는 것이 좋은 방법이다.

비밀보장이 침해되는 경우, 연구참여자가 식별될 수 있거나 식별될 가능성이 높기 때문에 연구자는 연구참여자의 식별자를 유지해야 할 필요성을 검토해야 한다. 어떤 식별정보를 가지고 있어야 하는지 그리고 데이터와 연결하는데 더 이상 필요하지 않은 정보가 무엇인지를 연구자 스스로에게 자문해 보아야 한다. 이것은 특히 데이터가 분석되어 이를 설명하는 논문이 출판된 이후와 관련이 있다. 연구자는 남아 있는 연구 활동을 완료하는데 필요한 식별자만 보관해야 한다.

추가 질문? 19, 20 그리고 23 질문 참조

질문 89

How long must I keep my research records?

연구 기록을 얼마나 오랫동안 보관해야만 하는가?

연방연구규정은 연구 기록(예를 들어, 연구참여자 인터뷰 녹취록)을 보관해야 하는 기간을 명시하고 있지 않다. 연구자는 연구비 지원기관과 소속기관에서 정한 보관 요구사항을 찾아보아야 한다. 예를 들어, 미국 국립보건원(NIH)과 미국 국립과학재단(National Science Foundation)은 일반적으로 연구 기록을 3년 동안 보관할 것을 요구한다. 의무기록이 포함된 연구 데이터는 6년 동안 연구파일을 저장하도록 요구하는 「건강보험 양도 및 책임에 관한 법(HIPAA)」 규정의 적용을 받는다. 보관에 대한 요구사항은 전자파일과 종이파일 모두에 적용된다. 사회행동과학연구에 있어서는 일반적으로 다음과 같은 연구 기록이 보관된다.

- 연구계획서
- 표준운영지침(standard operating procedures)
- 연구참여자로부터 서명을 받은 동의서
- 현장노트
- 녹취록
- 작성된 설문지
- 전자 데이터베이스(databases)
- 분석노트
- IRB 통보서(IRB communications)

보관기간에 대한 의뢰자의 정책과 기관의 정책이 충돌하는 경우, 더 긴 기간 동안 보관을 요구하는 측의 정책을 따라야 한다. 예를 들어, 연구자가 연구 기록을 3년 동안 보관해야 하는 정책을 가진 의뢰자에게서 연구자금을 지원받았으나, 연구자가 소속된 기관 정책에는 연구파일을 5년 동안 보관해야 한다고 명시되어 있다면, 연구파일을 5년 동안 보관해야 한다.[51)]

또한 연구비 지원기관의 정책과 연구자 소속 기관의 정책에는 보관기간이 시작되는 시기가 설명되어 있다. 일부 기관의 정책에는 연구팀이 연구참여자와 더 이상 연락을 하지 않을 때, 즉 데이터가 수집된 후 보관이 시작된다고 정하고 있다. 다른 기관의 정책에는 식별 가능한 연구 데이터의 분석이 완료되면 보관이 시작된다고 정하고 있다. 미국 국립보건원과 국가과학재단 모두 연구자로부터 최종 연구보고서를 제출받은 후 보관기간이 시작된다고 정하고 있다.

비밀보장 절차와 IRB의 승인을 따르는 동안, 연구자는 다른 연구자가 연구결과에 의문을 제기할 경우를 대비하여 연구결과가 어떻게 생성되었는지를 뒷받침하고 입증할 수 있는 연구파일을 무기한으로 보관하고 싶어 할 수 있다. 연구자는 모든 윤리적 요구사항을 준수했음(예를 들어, 각각의 연구참여자로부터 충분한 정보에 의한 동의를 획득했다)을 입증하는 문서를 보관하기를 원할 수도 있다.

추가 질문? 80, 88 그리고 90 질문 참조

51) 「생명윤리 및 안전에 관한 법률」 제19조와 동법 시행규칙 제15조 제2항에 따르면 인간대상연구자는 인간대상연구와 관련한 사항을 연구가 종료된 시점으로부터 3년간 기록 · 보관해야 한다. 그리고 동법 시행규칙 제15조 제3항에 따르면 후속 연구, 기록 축적 등을 위해 보관이 필요한 경우에는 기관생명윤리위원회의 심의를 거쳐 보관기간을 연장할 수 있다.

질문

90

When can I destory my research files?

연구파일은 언제 파기할 수 있는가?

최대 보관기간이 지난 후에 연구자는 연구파일을 파기할 수 있다. 그러나 일부 연구자는 최대 보관기간이 지난 후에도 최소한 일부 파일을 유지하는 것을 선호한다. 연구자는 연구 기록을 (정해진 기간 이후까지) 보관해야 할 필요성과 연구파일을 파기하지 않았을 때 연구참여자에게 발생할 수 있는 지속적인 위험 사이에 균형을 유지해야만 한다. 만일 식별자가 연구 데이터와 연결된다면, 해당 데이터가 보관되는 한 비밀보장 위반의 위험이 남아 있다. 따라서 연구파일을 최대 보존기간이 지난 후에도 보관할 필요가 없다면 파기해야 한다. 만일 파기하지 않는다면 연구파일은 비식별화되어야 할 것이다. 식별자가 연구 데이터와 연결되지 않는다면 최대 보관기간이 지난 후 연구파일을 파기해야 할 필요성이 훨씬 줄어들거나 전혀 필요하지 않을 수 있다.

연구자료 보관 공간은 최대 보관기간 이후 파일을 파기할 시기를 결정할 때 고려해야 하는 사항이다. 종이 문서 보관 공간은 종종 찾기 어렵고 비용이 많이 들 수 있다. 그러나 손으로 쓴 연구노트와 기타 문서는 전자적으로 스캔(scanned)할 수 있다. 왜냐하면 전자파일은 시간이 지나더라도 보관하기 훨씬 쉽기 때문이다.

연구참여자로부터 서명을 받은 동의서도 최대 보관기간이 끝나면 파기될 수 있다. 연구자가 데이터베이스와 녹취록과 같은 전자기록의 원본 파일에 접근하여 데이터를 다시 확인해야 할 정도로 연구결과에 의문이 제기되지 않을 것이라고 생각한다면, 데이터베이스와 녹취록과 같은 전자기록은 모든 연구에 대한 논문이 출판된 시점에 파기될 수 있다. 예를 들어, 일부 연구자는 데이터가 향후 2차적 분석에 사용될 수 있을 것이라고 예상하여 전자 데이터를 무기한으로 유지하는 것을 선호한다. 만일 데이터가 진정으로 비식별화된다면, 연구파일을 삭제할 윤리적 이유가 없다.

인터뷰 오디오 파일은 연구자가 IRB의 승인을 받아 최대 보관기간이 지나기 전에 파기하는 경우가 종종 있다. 실제로 대부분의 IRB는 데이터가 장기보관소에 저장되기 전에 오디오 파일을 적절한 시점에 파기하도록 요구한다. 왜냐하면 오디오 파일에는 연구참여자를 식별할 수 있는 고유한 목소리가 포함되어 있기 때문이다. 또한 연구참여자가 인터뷰 오디오 녹음(또는 해당 문제에 대한 다른 연구파일)이 끝없이 보관되는 것을 원하지 않을 수 있다. 일부 연구자는 녹취록이 오디오 파일에서 말한 내용과 일치하는지를 확인하기 위해 녹취록을 확인할 때까지 오디오 파일을 파기하지 않는다. 다른 연구자는 논문에 대한 동료심사가 이루어지는 동안 데이터의 원본자료를 검토해야 하는 경우를 대비하여 연구논문이 출판될 때까지 오디오 파일을 파기하지 않고 기다리는 것을 선호한다.

연구 유형에 따라 연구자는 IRB의 허락을 받아 다른 연구 기록보다 먼저 손으로 쓴 현장노트를 파기할 수 있다. 이러한 상황에서 손으로 쓴 문서의 내용을 컴퓨터로 전자파일에 입력하거나 그 문서를 스캔한 다음 해당 파일을 최대 보관기간 동안 전자적으로 저장한다. 이러한 문서가 전자화되면, 원본 필기 버전은 파기할 수 있다. 그러나 손으로 쓴 현장 메모가 유일한 데이터 자원이고 문서를 스캔하지 않거나 스캔할 수 없는 경우에는 적어도 최대 보관기간 동안 보관해야 한다. 모든 종이 연구파일은 그냥 버리는 것이 아니라 파기해야 한다.

연구자는 다양한 유형의 연구파일의 보관 및 파기기간과 각 유형의 파일을 파기하는 방법에 대한 지침을 준수해야 한다. 또한 연구자는 언제, 어떤 연구파일을, 어떻게 파기했는지를 구체적으로 문서화하는 일지를 유지하는 것을 고려해야 한다.

연구자마다 연구파일을 파기하는 시기에 대한 선호가 다르지만, 연구계획서에 연구파일의 보관과 파기에 대한 계획을 기술하여 설명해야 하고, 연구자 소속 기관의 IRB가 연구자의 계획을 심의하고 승인할 수 있다. 이러한 절차는 동의서에도 기술되어 있어야 하며, 잠재적인 연구참여자가 연구 참여에 대한 충분한 정보에 의한 결정을 내릴 때 이 정보를 고려할 수 있다.

추가 질문? 19, 23 그리고 89 질문 참조

질문 91

Do I have an ethical obligation to publish my research findings?

연구결과를 출판해야 할 윤리적 의무가 있는가?

학술기관에 소속되어 있는 연구자이든 다른 유형의 기관에 소속되어 있는 연구자이든 관계없이, 데이터를 수집하고 분석한 이후에도 연구 과정이 끝나지 않았다는 점을 인식하는 것이 중요하다. 연구결과를 보급하고 향후 필요한 연구가 무엇인지 고려하는 것은 전체 연구 과정의 일부분이다. 연구자가 자신의 연구결과를 다른 사람들에게 알려야 사회행동과학 분야의 연구가 진보할 수 있다. 출판된 연구결과에 대해 다른 연구자들이 건설적인 비판을 할 수 있고, 이를 기반으로 중복된 연구 수행을 막으면 시간과 자원이 낭비되지 않을 수 있다.

연구결과를 출판하는 것은 연구를 수행하는 데 소요된 시간과 자원도 존중하는 것이다. 연구참여자들은 일상에서 벗어나 시간을 내어 자신의 경험을 연구자와 공유했다. 연구비 지원기관은 연구자가 연구를 수행할 수 있도록 자금을 제공했다. 따라서 연구결과를 보급하는 것은 이를 통해 다른 사람들이 연구참여자의 목소리를 들을 수 있게 하는 것이다.

또한 연구결과를 출판하는 것은 학술 연구자에게 기대되는 기본적인 활동이다. 학문에 기여하기 위해 연구결과를 학문 공동체와 공유하는 것이 중요할 뿐만 아니라 학계에서의 출세는 일반적으로 동료심사를 거친 출판물에 달려있다.

추가 질문? 1, 2 그리고 95 질문 참조

질문 92

Can I publish my findings if I did not get IRB approval or obtain informed consent from participants?

IRB 승인을 받지 않았거나 연구참여자에게 충분한 정보에 의한 동의를 얻지 못한 경우, 연구결과를 출판할 수 있는가?

동료심사를 위해 논문을 학술지에 제출할 때, 연구자는 연구 수행이 일반적인 윤리원칙을 준수했음을 명시해야 한다. 학술지는 최소한 해당 연구가 IRB에서 심의를 받았으며, 연구참여자에게 충분한 정보에 의한 동의를 획득했거나 아니면 이를 면제받는 일에 대해 IRB의 승인을 획득했는지 또는 해당 연구가 연방연구규정에 따라 심의가 면제되는 것으로 결정되었는지를 확인하기를 원한다. 연구자는 원고에 윤리적 승인이나 면제 확인을 받았음을 기술해야만 하며(종종 심의한 IRB 명칭 명시), 해당하는 경우 연구참여자에게 어떻게 충분한 정보에 의한 동의를 획득했는지를 원고에 기술하여 설명해야 한다. 연구가 IRB 심의를 받지 않았다면, 저명한 학술지에 연구결과를 발표하는 것은 어려울 것이다.

추가 질문? 6, 37 그리고 77 질문 참조

질문 93

What do I need to do to ensure that I protect participants' identities when sharing datasets with others and that participants are informed of this possibility?

다른 사람과 데이터셋을 공유할 때 연구참여자의 신원을 보호하고 연구참여자에게 이러한 가능성을 알리려면 어떻게 해야 하는가?

연구비 지원기관 중 일부는 그들이 자금을 지원하는 연구에서 수집한 데이터를 다른 연구자와 일반 대중이 접근할 수 있도록 해줄 것을 요구하기도 한다. 예를 들어, 오바마 행정부(Obama administration) 동안 미국의 연방정부는 동료심사를 거쳐 학술지에 게재된 연구결과가 연방자금을 지원받아 수행된 연구를 기반으로 도출된 경우, 모든 데이터를 법이 허용하는 범위 내에서 일반 대중, 산업계 및 과학계에서 사용할 수 있도록 제공한다고 밝혔다. 그 결과, 미국 국립보건원(NIH)이나 미국 국제개발처(United States Agency for International Development, USAID)와 같은 연방기관은 제공 절차를 용이하게 하기 위한 지침을 발표했다. 자신이 수집한 데이터셋을 공개적으로 공유할 것을 예상하는 연구자는 설문 데이터와 같이 공개적으로 공유되는 데이터셋에 포함되어야 하는 데이터 유형과 데이터 저장소(repository)에 연구비 지원기관이 접근하는 방법에 대한 연구비 지원기관의 지침을 숙지해야 한다.

공유할 데이터를 준비할 때, 연구자는 해당 데이터와 연결되어 있는 개인식별자를 보호하는 방법을 고려해야만 한다. 널리 공유되어야 하는 데이터, 즉 데이터 사용을 원하는 모든 사람이 무제한으로 접근 가능한 데이터의 경우, 연구자가 데이터 저장소에 데이터셋을 업로드(upload)하기 전에 일반적으로 데이터에서 모든 개인식별자를 제거해야 한다. 또한 연구자는 연구참여자의 연락처 정보를 연구참여자 식별코드와 연결하는 마스터 목록에서 삭제하는 등 다른 수단을 사용하여 연구참여자가 재식별될 가능성을 제거해야 할 수도 있다. 연구자가 다른 연구자에게 직접 공유를 해줄 수 있지만 공개적으로 사용할 수 없는 데이터의 경우에도 연구자는 데이터에서 개인식별정보를 여전히 제거해야 한다. 그러나 (코드 목록과 같이) 재식별 수단은 유지할 수 있다.

위에서 설명한 지침은 일반적으로 양적 데이터에 적용된다. 질적 데이터를 공유하는 방법에 대해서는 연구비 지원기관의 지침을 검토해야 한다. 연구비 지원기관은 질적 데이터가 절대 공유되지 않도록 할 것을 제안할 수 있다. 질적 연구의 특성상 녹취록을 공유할 때 연구참여자의 신원을 보호하는 것이 너무 어려울 수 있다. 그렇기 때문에 오디오 파일은 절대 공유해서는 안 된다.

연구는 충분한 정보에 의한 동의 과정에서 연구참여자에게 데이터가 익명화되어 공개적으로 공유되거나 다른 연구자에게 제공될 수 있음을 알려야 한다. 이를 위해 다음과 같은 진술이 동의서에 포함될 수 있다. "귀하가 제공한 정보가 공개적으로 공유될 것이다. 그러나 그 정보가 공유되기 전에 귀하를 식별할 수 있는 개인정보를 삭제할 것이다." 만일 연구자가 마스터 코드 목록을 유지하려고 한다면 이에 대해서도 설명해야 한다.

또한 연구자가 IRB에 제출한 연구계획서에 의뢰자의 요구사항에 따라 데이터가 광범위하게 공유될 것이라는 점과 연구참여자에게 이러한 공유 계획에 대해 설명할 것이라는 진술을 포함해야 한다.

추가 질문? 19, 24 그리고 95 질문 참조

질문 94

Can I show participants
their transcripts or the transcripts of other participants?

연구참여자에게 본인의 녹취록이나 다른 연구참여자의 녹취록을 보여줄 수 있는가?

개별 인터뷰의 녹취록을 연구참여자와 공유하는 것은 윤리적으로 허용되며, 가급적이면 내용을 쉽게 변경할 수 없도록 PDF(portable document format) 형식으로 공유하는 것이 좋다. 많은 연구자들은 연구참여자가 자신의 데이터를 '소유(own)'하고, 따라서 자신의 데이터를 볼 권리가 있다고 믿는다. 어떤 경우에도 연구참여자와 인터뷰한 녹취록은 다른 연구참여자와 공유할 수 없다. 포커스 그룹 인터뷰 녹취록은 일반적으로 그룹에 있는 다른 연구참여자가 식별될 가능성이 있기 때문에 연구참여자가 요청하더라도 공유되지 않는다. 만일 연구참여자가 자신이 참여한 포커스 그룹 인터뷰에서 있었던 녹취록 열람을 요청한다면, 연구자는 연구참여자에게 종합된 데이터의 요약을 제공하는 것을 제안할 수 있다.

인터뷰 녹취록을 연구참여자들과 공유하기 전에 연구자는 공유로 인해 잠재적인 해가 발생할 수 있는지 여부를 고려해야 한다. 예를 들어, 연구참여자가 녹취록을 검토하면서 인터뷰 중 자신이 설명한 부정적인 경험을 다시 상기할 수 있다. 해가 발생할 가능성이 있는 상황에서는 연구자가 녹취록을 공유하지 않는 것을 선택할 수 있다. 또한 연구자는 연구참여자를 직접 만나 연구참여자가 녹취록을 읽는 동안 어떤 정신적인 해를 입을 경우 전문가에게 의뢰할 수 있는 시스템을 마련할 수 있다. 연구자가 녹취록을 공유해야 하는지 여부가 확실하지 않다면 연구자 소속 기관의 IRB에 상의한다.

일부 연구자는 인터뷰 또는 포커스 그룹 인터뷰를 통해 수집된 데이터를 논의하고 검증하기 위해 연구참여자와 다시 만나는 '연구참여자 확인(member checking)'이라는 절차를 수행한다. 연구참여자 확인 절차를 수행하는 과정에서 데이터를 공유하는 방법과 시기에 대한 많은 방법론적 고려사항이 있지만, 추가 토론과 검증을 위해 연구참여자와 그 사람의 인터뷰 녹취록을 공유하는 것은 윤리적으로 허용된다. 그러나 포커스 그룹 인터뷰의 결과를 확인하는 연구참여자에게는 일반적으로 식별 가능한 정보가 제거된 데이터를 종합하여 제공한다.

인터뷰 녹취록을 공유할 때, 연구자는 연구참여자에게 녹취록을 비밀로 유지하고 다른 사람과 공유하지 않을 것을 요청해야 한다. 그러나 연구자는 연구참여자가 자신의 녹취록을 가지고 무엇을 하는지를 통제할 수 없다. 이러한 이유로 연구자는 데이터를 비식별화하고, 주요 원고가 출판된 이후 녹취록을 공유할 것을 선택할 수 있다. 또한 연구자는 이러한 요청을 문서로 남기고, 해당 날짜를 작성해야 한다. 만일 연구참여자가 녹취록을 공개적으로 공유함으로 인해 부정적인 결과가 발생한다면, 이러한 문서를 작성해두는 것은 연구자가 비밀보장 위반의 혐의를 피하는 데 도움이 될 수 있다.

만일 연구자가 녹취록을 공유한다면, 연구참여자가 어떤 식으로든 자신의 정보를 수정해줄 것을 요청할 수 있다. 예를 들어, 연구참여자가 녹취록의 내용을 읽을 때 주제에 대해 다르게 느끼거나 이전에 말한 내용에 당황하여 녹취록 변경을 요청할 수 있다. 연구자는 원본 데이터의 내용에 대한 연구참여자의 변경 요청을 처리하는 방법에 대한 방책을 수립해야 한다.

추가 질문? 17, 24 그리고 95 질문 참조

질문 95

Should I share the results of my research with study participants?

연구결과를 연구참여자와 공유해야 하는가?

연구자는 연구참여자와 연구결과를 공유하는 것을 고려해야 한다. 연구참여자는 바쁜 일상에서 시간을 내어 연구자와 함께 자신의 경험, 생각, 의견 또는 권고사항을 공유했다. 연구참여자에게 연구결과 요약을 제공해주는 것은 연구자가 그들의 시간과 의견을 소중히 여기고 존중한다는 것을 보여준다. 또한 많은 연구참여자가 연구자의 연구결과를 궁금해 할 것이다. 연구참여자에게 제공되는 것은 일반적으로 연구참여자가 이해할 수 있는 언어로 작성된 1~2장의 짧은 요약이면 충분할 것이다.

또한 연구참여자는 연구결과에 대한 정보를 받지 않을 것을 선택할 권리도 있다. 그러므로 데이터를 수집할 때 연구참여자에게 연구결과에 대한 정보를 제공받을지에 대한 선호를 묻는 것이 좋다. 연구결과에 대한 정보를 제공받기 원하는 연구참여자는 연구결과를 제공받기 위해 선호하는 연락 수단을 제공할 수 있고, 연구자는 연구결과가 이용 가능해졌을 때 이를 제공할 수 있다. 연구자는 연구참여자에게 받은 연락처 정보가 연구참여자의 데이터와 별도로 저장되도록 주의해야만 한다.

또한 연구자는 연구결과를 연구참여자와 공유할지 여부를 결정하기 전에 연구주제를 고려해야 한다. 만일 연구자가 연구결과의 공유로 인해 사회적 또는 정서적 해가 발생할 수 있다고 생각된다면(예를 들어, 연구결과가 시사하는 바가 연구참여자가 어떤 일에 대처할 수 있는 기술이 부족하다거나 비현실적인 믿음을 가지고 있다는 내용인 경우), 연구대상 집단에 대해 잘 알고 있는 지역사회 집단과 협력하여, 연구대상 집단에게 연구결과를 가장 잘 설명하는 방법을 결정해야 한다.

연구참여자와 연구결과를 공유할 때, 연구자는 데이터가 제공되는 형식을 확인해야 한다. 중요한 것은 제공된 정보가 개인을 식별할 수 없어야 한다는 것이다. 특히 연구자는 제공된 모든 인용문이 그 인용문을 제공한 연구참여자 이외의 다른 연구참여자가 식별할 수 없도록 세심한 주의를 기울여야 한다.

연구참여자에게 연구결과를 제공하는 시기는 연구자가 희망하는 바에 따라 그리고 학술지 투고와 학회의 엠바고(embargos) 요청과 같은 기타 요인에 따라 달라질 수 있다. 여기서 엠바고란 종종 학회에서 연구결과에 대한 학회 발표가 끝날 때까지 연구자가 자신의 연구결과를 다른 사람에게 공개하는 것을 허용하지 않는다는 것을 의미한다. 그러나 일부 연구자는 연구참여자가 연구결과를 가장 먼저 알아야 한다고 생각한다. 이러한 상황에서 연구자는 학회 발표나 (학술지 측의 승인 하에) 학술지 출판 직전 또는 출판과 동시에 연구참여자에게 연구결과를 즉시 공개하는 것이 가능하다. 연구참여자와 연구결과를 공유하는 것이 연구결과의 출판보다 우선하는 것으로 여겨지지 않기 때문에 출판을 위한 연구결과 제출에 부정적인 영향을 미치지는 않는다.

이상적으로는, 연구계획서에 연구참여자와 연구결과를 공유하기 위한 계획을 설명해야 한다.

추가 질문? 64, 91 그리고 94 질문 참조

참고문헌

NIH Data Sharing Policy. Retrieved from https://grants.nih.gov/grants/policy/data_sharing/

USAID's Open Data Policy. Retrieved from https://www.usaid.gov/data/frequently-asked-questions

CHAPTER 10

연구 수행 중 발생하는 윤리적 쟁점 처리

Handling Ethical Issues That Arise During Research Implementation

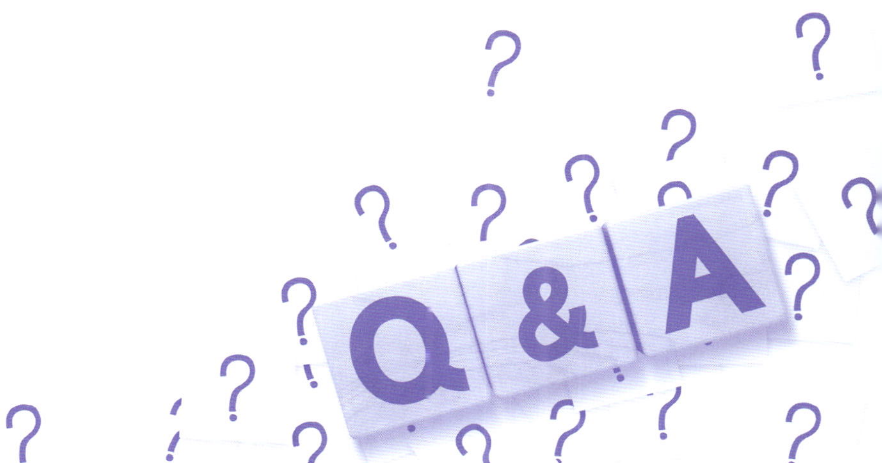

질문

96

What should I do if I—or a study staff member or participant—do something that was not in the approved protocol?

연구진이나 연구참여자가 승인받은 연구계획서에 없는 일을 한 경우 어떻게 해야 하는가?

연구자는 연구의 일환으로 수행되는 모든 활동을 연구계획서에 기술해야 한다. 그리고 연구참여자와 함께 연구 관련 활동을 수행하기 전에 IRB에 의해 연구계획서를 심의받아야 한다. 심의가 완료되면 연구자를 비롯한 연구진은 승인된 연구계획서를 따라야만 한다. 우발적이든 의도적이든 연구 수행 중 연구자가 승인된 연구 활동 이외에 임의로 변경하는 사항은 위반(violations)[52]으로 간주되며, 문서화하여 보고해야 한다. 예를 들어, 연구자가 선정기준을 충족하지 못한 사람을 실수로 등록하거나 설문조사를 시행하기 전에 충분한 정보에 의한 동의서에 서명 받는 것을 잊었을 수 있다.

모든 IRB는 연구 수행 중에 발생하는 이러한 상황을 연구자가 어떻게 처리해야 하는지에 대한 지침을 제시한다. 그러나 IRB는 중대한 및 사소한 연구계획서 위반, 연구계획서 이탈(deviation)[53] 및 사고(incident)와 같이 계획되지 않았거나 예상하지 못한 변경을 설명하고 분류하기 위해 각기 다른 용

52) 위반은 연구 수행에 있어 법적 기준에 어긋나거나 기관위원회가 승인한 연구계획을 벗어나는 경우로, 이로 인해 심각한 문제가 발생할 수 있는 경우를 말한다. 그리고 연구 데이터의 품질이나 완전성을 감소시킬 수 있고, 충분한 정보에 의한 동의를 부정확하게 만들 수 있으며, 연구대상자의 안전, 권리, 복지에도 영향을 미칠 수 있는 경우를 말한다.

53) 이탈은 연구 수행에 있어 기관위원회가 승인한 연구계획을 벗어나는 경우로, 이로 인해 위반만큼 심각한 문제가 발생하지는 않을 수 있는 경우를 말한다. 그리고 연구 데이터의 품질이나 완전성을 감소시키지 않고 충분한 정보에 의한 동의를 부정확하게 만들지 않으며, 연구대상자의 안전, 권리, 복지에도 영향을 미치지 않는 경우를 말한다.

어를 사용한다.

일반적으로 IRB는 연구참여자에게 예상하지 못한 위험을 초래하는 위반, 이탈 또는 사고가 발생하는 경우, 가능한 빠른 시간 내에 연구참여자에게 알려주기를 원한다. 또한 IRB는 일반적으로 개인으로부터 충분한 정보에 의한 동의서를 얻지 못했거나 연구진이 설문지의 데이터를 위조하는 경우와 같이 연구 데이터의 인테그리티(integrity)를 위태롭게 하는 상황을 즉시 보고하기를 원한다. IRB에서는 종종 연구자가 계획하지 않았으나 발생한 사고(unplanned event)에 대한 특정 세부정보를 문서화할 수 있는 보고서 양식을 가지고 있다.

연구참여자가 작성한 설문지를 관리하지 않은 것과 같은 사소한 위반, 이탈, 사고는 IRB의 정책에 따라 매년 갱신 시 IRB에 보고되거나 연구파일에 문서화될 수 있다.

사회행동과학연구에서 일반적이지는 않지만 연구참여자의 안전을 보장하기 위해 연구계획에 대한 변경이 필요한 경우, 연구자가 승인된 연구계획서에서 변경하고자 하는 사항을 IRB로부터 사전에 승인받지 않고 구현하는 것이 허용된다. 이러한 상황에서는 연구계획을 변경하여 수행한 다음, 연구자 소속 기관의 IRB 정책에 따라 가능한 빠른 시일 내에 IRB에 이를 보고해야 한다.

위반이 발생하면 그것의 중대성에 관계없이, 연구자는 향후 유사한 사고의 재발을 방지하기 위한 시정조치 계획을 수립해야 한다. 이를 위해 연구계획서의 변경이 필요할 수 있다. 연구계획서에 대한 모든 변경사항은 연구참여자에게 시행하기 전에 IRB에 변경사항을 제출하여 승인을 받아야 한다. 어떤 상황에서는 연구 절차를 완전히 이해하기 위해 연구진에 대한 추가 교육이 필요할 수 있다.

위에서 설명된 정보는 연구자의 이탈이나 변경과 관련이 있다. 때때로 연구참여자가 승인된 연구계획서에 설명된 바대로 연구 절차를 따르지 않는 경우도 있다. 예를 들어, 연구참여자가 집에서 일지(diaries)를 작성하지 않을 수 있다. 이러한 상황은 일반적으로 연구계획서 위반이나 이탈로 간주되지 않으며 IRB에 보고할 필요는 없다.

추가 질문? 6, 84 그리고 99 질문 참조

질문
97
What should I do if someone is physically, emotionally, or socially harmed from taking part in my research?

누군가가 연구에 참여하여 신체적 · 정서적 · 사회적 해를 입은 경우 어떻게 해야 하는가?

모든 연구자의 최우선 순위는 연구참여자의 안전이다. 만일 연구참여자가 연구 참여로 인해 신체적으로나 정서적으로 해를 입는다면, 연구자는 연구참여자가 필요로 하는 서비스를 받도록 도울 책임이 있다.

신체적 · 정서적 해의 위험이 있을 수 있는 연구에서 연구자는 연구참여자가 해를 입은 경우, 회복을 위한 서비스를 받을 수 있도록 하기 위해 적절한 의료제공자나 의료기관에 의뢰할 수 있는 시스템을 구축해야 한다. 그리고 연구자가 연구참여자에게 제공할 서비스는 연구계획서에 설명되어 있어야 한다. 그러나 이러한 서비스가 구축되지 않은 경우, IRB에 의해 서비스 구축을 요청받을 수 있다. 또한 연구자는 연구참여자가 필요한 치료를 받았는지를 확인하기 위해 연구참여자를 모니터링(monitoring)하고, (연구참여자의 허락을 받아) 연구참여자와 후속조치 절차를 수립해야 한다.

연구참여자가 해를 입은 경우, 연구자는 이러한 사실을 IRB에 통보해야만 한다. 해가 발생한 시기, 해의 발생이 예상되었는지 여부, 회복을 위해 연구참여자에게 제공한 서비스, (해의 발생을 예상하지 못했던 경우) 연구팀이 이러한 해의 재발을 방지하기 위해 무엇을 하고 있는지와 같은 세부사항을 IRB에 보고해야 한다.

추가 질문? 11, 12 그리고 17 질문 참조

질문

98

What should I do if a participant says he wants to harm himself or someone else?

연구참여자가 자신이나 다른 누군가를 해치고 싶다고 말하면 어떻게 해야 하는가?

드물기는 하지만, 연구참여자가 자신이나 다른 누군가를 해치려는 의도를 말하거나 아동방임이나 가정폭력과 같이 현재 다른 누군가에게 해를 끼치고 있다고 보고할 수 있다. 연구자는 이러한 상황을 다루기 위해 미국 주법(state laws)과 연구자 소속 기관의 IRB 정책을 확인해야 한다. 일반적으로 연구자는 연구참여자가 이러한 정보를 공개할 때, 관계 당국에 알릴 의무가 있다.[54)]

---

54) 국내에서는 「가정폭력범죄의 처벌 등에 관한 특례법」에 따라 누구든지 가정폭력범죄를 알게 된 경우에는 수사기관에 신고하도록 정하고 있다. 해당 법 조항은 다음과 같다.

① 누구든지 가정폭력범죄를 알게 된 경우에는 수사기관에 신고할 수 있다.

② 다음 각 호의 어느 하나에 해당하는 사람이 직무를 수행하면서 가정폭력범죄를 알게 된 경우에는 정당한 사유가 없으면 즉시 수사기관에 신고하여야 한다. 〈개정 2012. 1. 17., 2014. 12. 30.〉

1. 아동의 교육과 보호를 담당하는 기관의 종사자와 그 기관장
2. 아동, 60세 이상의 노인, 그 밖에 정상적인 판단 능력이 결여된 사람의 치료 등을 담당하는 의료인 및 의료기관의 장
3. 「노인복지법」에 따른 노인복지시설, 「아동복지법」에 따른 아동복지시설, 「장애인복지법」에 따른 장애인복지시설의 종사자와 그 기관장
4. 「다문화가족지원법」에 따른 다문화가족지원센터의 전문인력과 그 장
5. 「결혼중개업의 관리에 관한 법률」에 따른 국제결혼중개업자와 그 종사자
6. 「소방기본법」에 따른 구조대 · 구급대의 대원
7. 「사회복지사업법」에 따른 사회복지 전담공무원
8. 「건강가정기본법」에 따른 건강가정지원센터의 종사자와 그 센터의 장

③ 「아동복지법」에 따른 아동상담소, 「가정폭력방지 및 피해자보호 등에 관한 법률」에 따른 가정폭력 관련 상담소 및 보호시설, 「성폭력방지 및 피해자보호 등에 관한 법률」에 따른 성폭력피해상담소 및 보호시설(이하 "상담소등"이라 한다)에 근무하는 상담원과 그 기관장은 피해자 또는 피해자의 법정대리인 등과의 상담을 통하여 가정폭력범죄를 알게 된 경우에는 가정폭력피해자의 명시적인 반대의견이 없으면 즉시 신고하여야 한다. 〈개정 2012. 1. 17., 2017. 10. 31.〉

④ 누구든지 제1항부터 제3항까지의 규정에 따라 가정폭력범죄를 신고한 사람(이하 "신고자"라 한다)에게 그 신고행위를 이유로 불이익을 주어서는 아니 된다.

또한 연구 중에 이러한 일이 발생할 것으로 예상되는 경우라면, 연구자는 연구참여자가 자신이나 다른 사람에게 해를 끼친다고 말할 경우에 관계 당국에 알려야 한다는 것을 동의서에 기술하고 충분한 정보에 의한 동의 획득 시 이를 설명해야 한다. 주법이나 연구자 소속 기관의 IRB 정책으로 인해 연구참여자의 데이터에 대한 비밀보장이 유지되지 못하는 상황에 대해서도 연구참여자에게 알려야만 한다.

추가 질문? 23, 24 그리고 31 질문 참조

질문 99

What should I do
if I lose my field notes or other hard copies of data?

현장노트나 기타 데이터에 대한 출력물을 분실한 경우 어떻게 해야 하는가?

연구자는 설문지와 현장노트 사본을 포함한 종이로 된 모든 연구 데이터가 안전하게 유지되도록 각별히 주의를 기울여야만 한다. 만일 연구참여자의 데이터가 잘못되어 찾을 수 없다면, 연구자는 데이터가 익명화된 것이더라도 IRB에 연락해야만 한다.

연구자 소속 기관의 IRB에서는 어떤 종류의 데이터가 분실되었는지, 이로 인해 얼마나 많은 연구참여자가 영향을 받는지, 분실된 데이터에 어떤 개인식별자가 포함되어 있는지, 데이터가 대략적으로 분실된 장소가 어디인지를 알고 싶어 할 것이다. 특히 개인식별자가 데이터와 어떤 식으로든 연결되는 경우, 연구자는 자신이 분실한 데이터에 다른 사람이 접근할 때 연구참여자를 식별할 수 있는지 여부를 고려하여 IRB에 설명해야 한다. 만일 연구참여자의 신원을 식별할 수 있다면, 연구자는 민감한 설문조사 질문에 대한 연구참여자의 응답과 같은 데이터를 다른 사람이 볼 경우, 연구참여자에게 해를 끼칠 가능성이 있는지를 설명해야 한다.

연구자 소속 기관의 IRB에서는 연구자가 데이터를 분실한 사실을 연구참여자에게 알려야 할 필요성에 대해 조언하고, 향후 연구 데이터의 분실을 방지하기 위해 추가 절차를 수립할 것을 연구자에게 요청할 수 있다. 위반의 심각성과 그로 인한 해에 따라 연구자 소속 기관의 IRB는 연구 중단을 결정할 수 있다.

이 책의 범위를 넘어서지만 연구자가 연구를 계속한다고 가정한다면, 분실한 데이터가 연구의 인테그리티에 어떤 영향을 미칠지를 결정해야 한다. 예를 들어, 연구자는 동일한 연구참여자로부터 분실된 데이터를 다시 수집해야 하는지 아니면 새로운 연구참여자를 등록해야 하는지 여부를 결정해야만 한다. 어떤 조치를 취하든 IRB에 변경서류를 제출해야 한다.

추가 질문? 20, 23 그리고 96 질문 참조

질문 100

What should I do if a participant says a person's name or the name of an organization during an interview or focus group discussion?

연구참여자가 인터뷰나 포커스 그룹 인터뷰를 하는 동안 개인의 성명이나 기관의 명칭을 말하면 어떻게 해야 하는가?

식별 가능한 정보의 수집을 제한하기 위해, 연구자는 일반적으로 인터뷰나 포커스 그룹 인터뷰를 시작할 때 개인의 성명을 말하지 않을 것과 기관의 명칭이 연구 목표와 직접적으로 관련되지 않는 한 기관의 명칭도 말하지 않을 것을 요청한다. 그 대신 연구참여자는 그 사람과 자신의 관계(예를 들어, 연구참여자의 친구) 또는 기관의 유형(예를 들어, 연구참여자가 다니는 교회)을 광범위하게 설명하도록 요청받는다. 그러나 연구참여자가 이렇게 요청된 지침을 따를 것이라는 보장은 없다.

인터뷰와 포커스 그룹 인터뷰에서 개인의 성명이나 기관 명칭이 언급되면, 연구자는 현장노트에 해당 성명이나 명칭을 적지 않고 그 대신 이것이 설명된 관계나 기관의 유형을 표시해야 한다. 전사하는 동안 개인의 성명이나 기관의 명칭을 적지 않고 개인 또는 기관에 대한 설명으로 대체해야 한다. 예를 들어, 전사자는 인터뷰나 포커스 그룹 인터뷰에서 연구참여자가 실제 개인의 성명이나 기관의 명칭을 말하는 부분에 [친구 성명] 또는 [기관 명칭]을 입력해야 한다. 즉, “이 기간 동안 [나의 친구]에게 도움을 많이 받았다.” 이러한 접근방법을 사용하면 연구자는 분석 중에 그 관계를 인식할 수 있으면서도 그 개인이나 기관이 식별될 가능성은 낮아진다.

추가 질문? 19, 22 그리고 23 질문 참조

참고문헌

Given, L. M. (2006). *100 Questions (and answers) about qualitative research.* Thousand Oaks, CA: Sage.

Israel, M. (2014). *Research ethics and integrity for social scientists* (2nd ed.). Thousand Oaks, CA: Sage.

Mertens, D. M., & Ginsberg, P. E. (Eds.). (2009). *The handbook of social research ethics.* Thousand Oaks, CA: Sage.

Miller, T., Birch, M., Mauthner, M., & Jessop, J. (Eds.). (2012). *Ethics in qualitative research* (2nd ed.). Thousand Oaks, CA: Sage.

Morgan, D. L. (1997) *The focus group guidebook* (Focus Group Kit). Thousand Oaks, CA: Sage.

찾아보기

찾아보기

찾아보기

찾아보기